Garantia da qualidade na indústria cosmética

Dados Internacionais de Catalogação na Publicação (CIP)
Câmara Brasileira do Livro, SP, Brasil)

Pinto, Marcelo de Souza
  Garantia da qualidade na indústria cosmética / Marcelo de Souza Pinto, Ana Regina Alpiovezza e Carlos Righetti. -- São Paulo Cengage Learning, 2012.

  ISBN 978-85-221-1250-0

  1. Controle de qualidade 2. Cosméticos - Indústria 3. Cosmetologia I. Alpiovezza, Ana Regina. II. Righetti, Carlos. III. Título.

12-03528
CDD-646.72

Índices para catálogo sistemático:
1. Indústria de cosméticos: Controle de qualidade: Tecnologia 646.72

Garantia da qualidade na indústria cosmética

Marcelo de Souza Pinto
Ana Regina Alpiovezza
Carlos Righetti

CENGAGE
Learning

Austrália • Brasil • Japão • Coreia • México • Cingapura • Espanha • Estados Unidos • Reino Unido

CENGAGE Learning

Garantia da qualidade na indústria cosmética

Marcelo de Souza Pinto, Ana Regina Alpiovezza e Carlos Righetti

Gerente editorial: Patricia La Rosa

Supervisora editorial: Noelma Brocanelli

Editora de desenvolvimento: Marileide Gomes

Supervisora de produção editorial e gráfica: Fabiana Alencar Albuquerque

Copidesque: Lourdes Ostan

Revisão: Mônica de Aguiar Rocha e Mônica de Sene Pierre

Diagramação: Triall Composição Editorial

Capa: Ale Gustavo | Blenderhead Ideias Visuais

© 2013 Cengage Learning Edições Ltda.

Todos os direitos reservados. Nenhuma parte deste livro poderá ser reproduzida, sejam quais forem os meios empregados, sem a permissão, por escrito, da Editora. Aos infratores aplicam-se as sanções previstas nos artigos 102, 104, 106, 107 da Lei nº 9.610, de 19 de fevereiro de 1998.

Para informações sobre nossos produtos, entre em contato pelo telefone **0800 11 19 39**

Para permissão de uso de material desta obra, envie seu pedido para **direitosautorais@cengage.com**

© 2013 Cengage Learning. Todos os direitos reservados.

ISBN 13: 978-85-221-1250-0
ISBN 10: 85-221-1250-9

Cengage Learning
Condomínio E-Business Park
Rua Werner Siemens, 111 – Prédio 20 – Espaço 04
Lapa de Baixo – CEP 05069-900 – São Paulo –SP
Tel.: (11) 3665-9900 Fax: 3665-9901
SAC: 0800 11 19 39

Para suas soluções de curso e aprendizado, visite **www.cengage.com.br**

Impresso no Brasil
Printed in Brazil
1 2 3 4 5 6   15 14 13 12

AGRADECIMENTOS

Agradecemos à dra. Anatércia Bonfim Yano, farmacêutica do Instituto Butantan, diretora do Serviço de Técnicas Auxiliares, por toda a sua contribuição de conhecimento em relação a normas técnicas de qualidade, tanto prático como científico, na elaboração deste livro. O Instituto Butantan é uma referência internacional em termos científicos e aplicação de normas de qualidade.

Agradecemos à editora **Cengage Learning** por ter acreditado no potencial científico e comercial para lançamento e divulgação desta obra.

Em especial, agradecemos à Associação Brasileira de Cosmetologia (ABC) por ter embarcado neste sonho técnico-cultural, promovendo a parceria de lançamento com a editora Cengage Learning, inovando ao incentivar profissionais da área de cosméticos a proporcionar melhorias contínuas neste segmento.

Agradecemos ao presidente da Associação Brasileira de Cosmetologia (ABC), **Alberto Keidi Kurebayashi**, pelo incentivo e crédito ao aceitar prefaciar esta obra, profissional admirável tanto em suas atividades empresariais como técnicas, promovendo uma verdadeira "evolução e inovação" na forma de atuação da ABC na sua gestão.

Agradecemos ao empresário e presidente da Vitaderm, dr. **Marcelo Ariel Schulman**, por sua preciosa colaboração em compartilhar experiências vividas e projeções sobre o futuro da qualidade, no texto "Visão empresarial de qualidade".

Seria impossível agradecer aqui a todos que contribuíram para a concretização deste livro. Agradecemos por todos os momentos difíceis durante a elaboração desta obra, mas muito alegres por estarmos vivenciando a concretização de um sonho: contribuir para a melhoria contínua do segmento de cosméticos.

AGRADECIMENTOS

SUMÁRIO

Prefácio xiii

Visão empresarial de qualidade xv

Introdução xix

1. Cosméticos 1

2. Qualidade 3
   2.1 Garantia da qualidade 4
   2.2 Requisitos da garantia de qualidade 5
   2.3 Agência Nacional de Vigilância Sanitária (Anvisa) 5
   2.4 Era do controle estatístico 6
   2.5 Ciclo de Shewhart, ou ciclo de Deming, ou ciclo PDCA 8
   2.6 Ferramentas da qualidade 10
       2.6.1 O PDCA 11
       2.6.2 Mapeamento do fluxo de valor (Value Stream
              Mapping – VSM) 11
       2.6.3 Kaizen 11
       2.6.4 Avaliação de sistemas de medição/inspeção (Measurement
              Systems Evaluation – MSE) 12
       2.6.5 Métricas do Lean Seis Sigma 12
       2.6.6 Análise de regressão 12
       2.6.7 Análise dos modos de falha e seus efeitos (Failure
              Mode and Effect Analysis – FMEA) 12
       2.6.8 Metodologia de Análise e Solução de Problemas (MASP) 12
       2.6.9 O Hoshin 13

2.6.10 Análise SWOT (Strong, Weak, Opportunities, Threats) 13
2.6.11 Manutenção total produtiva (Total Productive
Maintenance – TPM) 14
2.6.12 Programa 5S 15
2.6.13 Princípios básicos da qualidade 16
2.6.14 Suportes para atingir a qualidade 16
2.6.15 Indicadores de má qualidade 17
2.6.16 Indicadores de qualidade atuante 17
2.7 Treinamento 17

3. **Elementos essenciais que afetam a qualidade do produto** 19
   3.1 Mão de obra 19
   3.2 Materiais 19
   3.3 Equipamentos 19
   3.4 Custos da qualidade 20

4. **Gerenciamento para redução do erro humano** 23
   4.1 Atitudes sugeridas para redução do erro 24

5. **Objetivos do sistema de qualidade** 27

6. **Normas** 29
   6.1 Sistema de gestão integrado 32
   6.2 Forma atual 32
   6.3 Tendência futura 32
   6.4 Composição do sistema de gestão integrado (SGI) 33
   6.5 Importância da alta direção na implantação/manutenção
       da qualidade 33

7. **Recepção de pessoal externo** 35
   7.1 Entrada na fábrica 35
   7.2 Trânsito de visitantes 35
   7.3 Recepção aos inspetores da Anvisa 36
   7.4 Recepção ao cliente 38
   7.5 Exemplo de fluxograma de empresa de cosméticos 39

8. **Materiais e equipamentos básicos de trabalho** 41
   8.1 Pesagem 41
   8.2 Manipulação / fabricação 41
   8.3 Envase 42

8.4 Controle de qualidade 42
    8.4.1 Controle químico 42
    8.4.2 Controle microbiológico 42
    8.4.3 Controle de embalagem 43
8.5 Almoxarifados 43
8.6 Expedição 43

9. Conduta de boas práticas na fábrica 45
9.1 Pessoal 45
9.2 Lavagem das mãos 45
    9.2.1 Técnica de lavagem das mãos 47

10. Qualidade no processo produtivo 49
10.1 Exemplo de fluxo produtivo ideal de uma empresa de cosméticos ... 50
10.2 Conduta dos colaboradores nas áreas produtivas 51
10.3 Qualificação de fornecedores de insumos 52
    10.3.1 Importância da qualificação 53
    10.3.2 Manutenção da qualificação 53

11. Recebimento de insumos 55

12. Amostragem 59

13. Água 61
13.1 Exemplos de tratamento de água 62
13.2 Sistemas de tratamento de água 63
    13.2.1 Tipos de pré-tratamento de água 63
        13.2.1.1 Aditivos químicos 63
        13.2.1.2 Filtração 63
        13.2.1.3 Carvão ativado 63
13.3 Técnicas de tratamento de água 64
    13.3.1 Abrandadores e deionizadores 64
    13.3.2 Eletrodeionizadores e eletrodiálise 65
    13.3.3 Osmose reversa 65
    13.3.4 Destilação 65
    13.3.5 Estocagem de água purificada 66
13.4 Testes efetuados para determinar a qualidade da água 66
    13.4.1 Químicos 66

13.4.2 Microbiológicos 68
13.5 Números de análise e lote diário 68
13.6 Biofilmes 69

14. Controle microbiológico na fabricação de cosméticos 71
14.1 Recomendações nos processos de lançamento de produtos 72
    14.1.2 Pesquisa & desenvolvimento 72
14.2 Pontos críticos nas formas cosméticas 73
    14.2.1 Cremes e loções 73
    14.2.2 Desodorantes líquidos/colônias 73
    14.2.3 Desodorantes roll-on/cremes 74
    14.2.4 Xampus 74
    14.2.5 Condicionadores 74
    14.2.6 Produtos infantis 75
    14.2.7 Maquiagem (base, rímel, pó facial, pó compacto, sombra, blush, batom e gloss) 75
    14.2.8 Batons 75
    14.2.9 Compactados (sombras, blushes, pós compactos) 76
    14.2.10 Esmaltes 76
    14.2.11 Coloração 76
    14.2.12 Alisantes 77
    14.2.13 Descolorantes 77
        14.2.13.1 Pós 77
        14.2.13.2 Águas oxigenadas/loções reveladoras 77

15. Limpeza externa e interna na empresa 79
15.1 Limpeza da área de envase 82
15.2 Programação de limpeza e sanitização na produção 85
15.3 Verificação da limpeza e sanitização de equipamentos 87

16. Controle em processo produtivo 89
16.1 Controle de processo do envase 92
16.2 Boas práticas no envase de cosméticos 93

17. Destinação de materiais e produtos reprovados 97

18. Boas práticas de controle de qualidade 99

19. Condutas seguras no laboratório 107
    19.1 Vestimentas e alimentos em laboratórios 108
    19.2 Operação em capelas 108
    19.3 Cuidados para o uso de cadinhos/fornos muflas 110
    19.4 Montagem de aparelhos de vidros e colocação de rolhas 110
    19.5 Aquecimento de líquidos 111
    19.6 Agitação de líquidos 111
    19.7 Transporte de vidraria 111
    19.8 Preparo de soluções 111
    19.9 Pipetagem de soluções 112
    19.10 Lavagem de vidraria 112
    19.11 Manuseio de reagentes 112
    19.12 Classes de incêndio 113
    19.13 Armazenamento, transporte e descarte de materiais químicos 114
    19.14 Controle de pragas urbanas 115
            19.14.1 Ações e medidas 115

20. Documentação 119
    20.1 Importância da documentação 120
    20.2 Descrição dos documentos 121
    20.3 Logística do uso da documentação 123
    20.4 Benefícios da documentação 123

21. Técnicas para avaliar não conformidades 125
    21.1 Fluxograma 125
    21.2 Folha de verificação 126
    21.3 Diagrama de Pareto 126
    21.4 Diagrama de causa e efeito (espinha de peixe ou Ishikawa) 127
    21.5 Cartas de tendência 128
    21.6 Histograma 128
    21.7 Carta de controle 129
    21.8 *Brainstorming* 130

22. Boas práticas na expedição e distribuição dos produtos 131
    22.1 Identificações 132

23. Boas práticas ambientais 133
    23.1 Lixo 133
    23.2 Efluentes 134
    23.3 Resíduos sólidos 134
    23.4 Coleta seletiva 135

23.4.1 Vantagens de reciclar 136
23.4.2 Dicas de como implantar a coleta seletiva 137

24. Cosmetovigilância RDC Anvisa **139**

25. Treinamento **143**
25.1 Tipos de treinamentos 143
25.2 Necessidade de treinamento 145
25.3 Vantagens de executar treinamentos 145

26. Auditorias do sistema de qualidade **147**
26.1 Classificação das autoinspeções 148
26.2 Como efetuar a autoinspeção 149

27. Validação **151**
27.1 O que validar 152
27.2 Requerimentos gerais de validação 153
27.3 Benefícios da validação 153

28. Legislação sanitária na empresa **155**
28.1 Autorização de Funcionamento da Empresa (AFE) 155
  28.1.1 Empresas de cosméticos/portaria – Fabricantes –
  Documentos necessários 155
28.2 Alvará sanitário 156
28.3 Alvará para produtos químicos controlados com fins industriais ... 156
28.4 Certificado de vistoria 157
28.5 Mapa de controlados 157
28.6 Certificado de registro para o Exército 157
28.7 Mapa de produtos controlados pelo Exército 157
28.8 Diretrizes para elaboração de dossiê de produto 158
  28.8.1 Estrutura do dossiê 158

Anexos **161**

Glossário **169**

Referências Bibliográficas **183**

PREFÁCIO

Recebo com grande orgulho e satisfação a missão de prefaciar este trabalho, que foi desenvolvido por excelentes profissionais e é uma valiosa contribuição para o setor cosmético.

Em 2007 a Agência Nacional de Vigilância Sanitária (Anvisa) lançou a edição do *Guia de Controle de Qualidade de Produtos Cosméticos*, sendo esta obra um importante marco na história do setor cosmético, pois aborda de forma clara e objetiva os principais pontos a serem considerados na cadeia produtiva de cosméticos. No Grupo Técnico, a Associação Brasileira de Cosmetologia (ABC) se fez presente pela participação do profissional Marcelo de Souza Pinto, que demonstrou seu profundo conhecimento no tema.

Atualmente a qualidade dos produtos cosméticos brasileiros é reconhecida mundialmente. Os produtos nacionais destacam-se pela criatividade, eficácia, segurança, modernidade, produtividade, sensorialidade, enfim, pela qualidade global. Esse resultado não é por mero acaso, mas fruto de uma intensa capacitação que o setor cosmético brasileiro tem interiorizado em suas políticas de qualidade, ou seja, o reconhecimento é uma legítima conquista.

A Associação Brasileira de Cosmetologia, fundada em 1973, desenvolve incessantemente sua missão e razão de ser que é a de capacitar os profissionais da área cosmética; assim, temos contribuído com a divulgação e fortalecimento do profissional brasileiro e, por consequência, da qualidade de nossos produtos, reconhecimento este que transcende as fronteiras do Brasil e leva nosso trabalho para o mundo. Um exemplo disso é que em 2010 o Brasil passou a ocupar o 4º lugar no ranking da International Federation of Societies of Cosmetic Chemists (IFSCC), colocando o Brasil em posição de destaque perante a comunidade científica internacional. Para essa classificação são avaliados principalmente o nível de pesquisa e a capacitação técnica do setor, e a ABC tem orgulho em ser a entidade representante brasileira na IFSCC e ter contribuído diretamente para essa conquista, lembrando que, além do Brasil, nas primeiras posições temos Japão, EUA e França.

Essa conquista somente poderá ser mantida e fortalecida se priorizarmos um item fundamental: qualidade. Qualidade de nossos produtos, de nossos serviços, das etapas de desenvolvimento, ou seja, qualidade global.

O livro *Garantia da qualidade na indústria cosmética* é uma excelente referência para que as empresas e, principalmente, os profissionais comprometidos com a qualidade tenham uma visão geral, prática e objetiva de todas as etapas relacionadas ao tema.

Desejo a todos uma ótima leitura, que se faz necessária no dia a dia de um formulador e de empresas comprometidas com a qualidade, segurança e eficácia de seus produtos e serviços.

Alberto Keidi Kurebayashi
PRESIDENTE
ASSOCIAÇÃO BRASILEIRA DE COSMETOLOGIA

VISÃO EMPRESARIAL DE QUALIDADE

Nos últimos dez anos a Cosmetologia vem ganhando uma pujança cada vez maior diante do desenvolvimento de novas matérias-primas, a criação de novas formulações e por último a segmentação do uso, dadas as exigências de higiene e os novos padrões de beleza do ser humano.

O conhecimento da anatomia e fisiologia atrelado às áreas de farmácia, engenharia química, bioquímica, medicina, nutrição, fisioterapia, estética e cabelo levou a cosmetologia aos níveis mais ousados da saúde e beleza, a tal ponto que o cosmético médico ou dermocosmético e o cosmético de embelezamento se confundem cada vez mais quanto a sua formulação ou composição, indicação e, sobretudo, legislação, um verdadeiro desafio para os próximos tempos.

Na área do estudo científico da pele, a dermatologia, medicina estética e a cirurgia plástica recorreram a cosméticos mais profundos para terapias pontuais e com resultados cada vez mais comprovados.

Para reafirmar o poder do cosmético e sua eficácia, nos últimos 20 anos uma nova ciência nascida no leste da França fez de Besançon, cidade de Victor Hugo, o berço da Bioengenharia Cutânea, ciência de testes específicos que vai da comprovação científica à ação terapêutica para provar a propriedade a que se propõe o cosmético.

Por outro lado, testes de segurança destinados a observar a inocuidade do produto estão cada vez mais aprimorados e vêm sendo realizados para comprovar que os cosméticos possuem maior grau de segurança quando aplicados no órgão-alvo a que se destinam; mais uma chancela de qualidade.

No Brasil diversas ações vêm sendo promovidas por entidades de classe profissional, das quais destaco a Associação Brasileira de Cosmetologia (ABC) por suas feiras e congressos científicos do segmento.

Cada vez são mais presentes os esforços para divulgar a cosmetologia como ciência e não apenas como um serviço de auxilio à beleza, a qual também é tema fundamental em congressos de dermatologia, medicina estética, bem como de estética e cabelo, o que faz do Brasil um dos principais países no âmbito da ciência da beleza estética.

Todos esses fatos, somados à pesquisa constante, têm nos levado a patamares de destaque em congressos internacionais e provam, cada vez mais, que a ciência cosmética ocupa uma posição relevante, merecendo uma atenção especial.

Não obstante, vale ressaltar a premissa de que os cosméticos têm de ser climatizados, adaptando-se ao solo onde são utilizados porque assim atendem às necessidades do órgão-alvo.

Desse modo, a climatização ou regionalização é fundamental para afinar o tipo de pele ou biótipo cutâneo e o fototipo cutâneo aos excipientes cosméticos, os quais, neste ponto, são essenciais para definir um efeito conclusivo na pele; essa foi a Tese de Trabalho de Conclusão de Curso (TCC) do meu máster em Dermofarmácia na Faculdade de Farmácia da Universidade de Barcelona, em que o tema "As bases cosméticas e sua importância na terapia estética" recebeu a máxima pontuação na minha exposição.

Na verdade, quando falamos em cosméticos, por definição, em que na maioria das vezes a sua ação é definida pelo excipiente, não há dúvidas de que esse fato coloca as bases, excipientes e coadjuvantes como as estrelas de um produto de beleza, no qual os efeitos sensoriais trazem à baila o resultado esperado.

Preciso destacar, nesse sentido, uma das personalidades mais brilhantes que conheci nos anos 1990, na vanguarda do ensino neste setor, o dr. Gabriel Mario Rodrigues (então presidente das Faculdades Anhembi Morumbi, depois Universidade de mesmo nome, e hoje diretor do Grupo Laureate, maior grupo educacional do mundo), que me chamou para a criação do curso de Farmácia com especialização em Cosmetologia.

Logo depois veio o curso Superior de Estética, que considero o maior exemplo de visão e antecipação de futuro da ciência da cosmética estética, num momento em que não se tinha conhecimento em nível mundial de um curso de graduação com essas características.

Hoje existem no Brasil mais de 100 cursos desse nível e sinto-me regozijado por ter sido pioneiro nesta empreitada e ter contribuído com o mercado da cosmética de comprovação científica.

Contudo, o que isso tem a ver com Qualidade ou Garantia da Qualidade?

Garantia da qualidade são procedimentos de Boas Práticas de Fabricação, que abrangem tudo que seja benefício, eficácia e segurança para a produção de produtos cosméticos, em que a formulação e controle de qualidade físico e químico sejam contemplados ao longo de todo o processo para chegar ao topo da qualidade total na produção de cosméticos que garantam satisfação ao consumidor, proporcionando-lhe benefícios e resolvendo as suas necessidades na área da beleza.

Assim, hoje, a indústria da cosmética estética, por sua qualidade e especificidade, aproxima-se tanto da cosmética dermatológica que se entrelaçam, demarcando um limite tênue, em que tributação, prescrição e regulamentação são os grandes desafios deste século.

Não restam dúvidas de que a tecnologia cosmética na área da estética tem avançado a passos gigantescos para combater questões mais profundas que ofereçam segurança e qualidade ao consumidor.

Paradoxalmente, em frente a esse cenário, gera-se uma demanda muito rígida, com referência a regulamentação e tributação, enfrentando-se uma forte barreira na estratégia de negócios, à contramão das necessidades do mercado nacional quando se trata de cosméticos de uso massivo grau 1 e grau 2.

São louváveis os avanços da Agência Nacional de Vigilância Sanitária (Anvisa) neste sentido, contudo sintonizar o mercado brasileiro com o padrão da tendência mundial na área de regulamentação trará benefícios para o mercado local em função da velocidade com que as empresas poderão colocar seus produtos no mercado.

Para concluir, quero parabenizar a grandiosa iniciativa dos colegas farmacêutica Ana Regina Alpiovezza e químico Marcelo de Souza Pinto, que, pela dedicação, entusiasmo e perseverança, se destacam como excelentes profissionais e com quem também compartilho a bancada dos Laboratórios Vitaderm, para deixarmos este mundo cada vez mais bonito.

Agradeço também a oportunidade de poder transmitir aos demais colegas o nosso conhecimento e dedicação que somam quase 30 anos de experiência neste mercado.

Dr. Marcelo Ariel Schulman
PRESIDENTE DA VITADERM FARMÁCIA DE MANIPULAÇÃO LTDA.

INTRODUÇÃO

A busca constante pela beleza ideal é uma grande preocupação das mulheres contemporâneas, seja por meio da cosmética, seja pela medicina (GOMES, 2006).

No segmento de cosméticos os consumidores estão cada vez mais exigentes, mantendo-se informados quanto à composição do produto e modo de usar, principalmente quando o produto é novo no mercado.

O avanço tecnológico na produção de cosméticos exige o cumprimento de diretrizes regulamentadas para prevenir os riscos que podem comprometer a qualidade e segurança dos produtos.

A qualidade do produto final é responsabilidade de todos os níveis hierárquicos da empresa, cujo objetivo é adotar medidas preventivas para evitar retrabalhos desnecessários.

A legislação sanitária brasileira tem sido atualizada de forma que permita a fiscalização do setor de produtos cosméticos dentro do atual estágio de modernidade dos processos produtivos.

A Agência Nacional de Vigilância Sanitária (Anvisa) é o órgão nacional que atua no setor de cosméticos no Brasil. A Anvisa adota a garantia de qualidade como diretriz de qualidade atuante dentro das empresas; sua ação consiste no acompanhamento de todo o processo, desde a aquisição de matéria-prima até sua transformação em produto acabado à disposição do consumidor.

Para essa finalidade, conta com uma legislação regulamentadora e executa ações de fiscalização para avaliar a qualidade dos processos produtivos de fabricação, das condições de armazenagem, transporte e consumo desses cosméticos.

As empresas de cosméticos devem manter uma política de Boas Práticas de Fabricação (BPF), desde projetos, instalações, pesquisa e desenvolvimento, até um sistema de controle de qualidade eficaz, inclusive o controle microbiológico para garantir cosméticos com alto padrão de qualidade e seguros para serem distribuídos aos consumidores.

Nesse contexto, a garantia de qualidade desempenha papel fundamental na política de qualidade porque está inserida em: amostragem, controle de processo, controle de qualidade, calibração, inspeção, auditorias e validação.

"Uma empresa é uma organização de seres humanos que desenvolvem um trabalho para facilitar a sobrevivência dos seres humanos" (FALCONI CAMPOS, 2002).

O sucesso da empresa depende não apenas do desempenho individual de cada departamento, mas também de como as várias atividades departamentais são coordenadas. Frequentemente, os departamentos agem para maximizar seus interesses em vez dos interesses da empresa e do consumidor.

Este livro tem como objetivo indicar todos os pontos de atuação da garantia de qualidade, por meio de fluxograma ordenado de todo o processo de projeção das instalações, equipamentos, *layout*, lançamento, manutenção e monitoramento pós-venda do cosmético.

As informações compiladas são obtidas por meio de fontes bibliográficas, mas principalmente da experiência profissional atuante dos autores, que contam praticamente com 20 anos de trabalho em indústrias de cosméticos.

O livro não tem a intenção de esgotar o assunto, ao contrário, deseja fomentar a busca de melhorias e novas soluções à procura da qualidade.

1 COSMÉTICOS

No antigo Egito, cosmético não era luxo, mas um modo de viver; homens e mulheres seguiam a última moda em estilos de cabelo e maquiagem. Os cosméticos faziam a diferença entre a vida e a morte no Egito.

Nos cabelos eram usados óleos perfumados altamente refinados, que exalavam perfumes naturais e deixavam os cabelos sempre limpos e brilhantes.

Os egípcios eram muitos limpos, a higiene pessoal era fundamental, usavam cosméticos, perfumes, maquiagens no rosto e ao redor dos olhos.

O império egípcio durou cerca de 3 mil anos, e toda a cultura em relação à beleza se espalhou por todos os impérios e chegou até nós, para realçar a beleza da mulher...

Os primeiros registros tratam dos egípcios, que pintavam os olhos com sais de antimônio para evitar a contemplação direta do deus Ra, representado pelo sol. Para proteger sua pele das altas temperaturas e secura do clima desértico da região, os egípcios recorriam à gordura animal e vegetal, cera de abelhas, mel e leite no preparo de cremes para a pele. Existem registros de historiadores romanos que descrevem a rainha Cleópatra frequentemente se banhando com leite para manter pele e cabelos hidratados.

Na Bíblia, é possível encontrar muitos relatos do uso de cosméticos pelos israelitas e por outros povos do antigo Oriente Médio, como a pintura dos cílios (de Jezebel) com um produto à base de carvão; os tratamentos de beleza e banhos com bálsamos que Ester tomava para amaciar sua pele; a lavagem com vários perfumes e óleos de banho dos pés de Jesus, por Maria, irmã de Lázaro.

Os gregos e romanos foram os primeiros povos a produzir sabões, que eram preparados com extratos vegetais muito comuns no Mediterrâneo, como o azeite de oliva e o óleo de pinho, e também com minerais alcalinos obtidos da moagem de rochas.

Atores do teatro romano eram grandes usuários de maquiagem para poderem incorporar diferentes personagens ao seu repertório.

Pastas eram produzidas misturando óleos com pigmentos naturais extraídos de vegetais (açafrão ou mostarda) ou de rochas. Mortes por intoxicação eram comuns entre os atores, pois muitos dos pigmentos minerais da época continham chumbo ou mercúrio em sua composição.

No século 10, os cabelos eram lavados não com água, mas com misturas de ervas e argilas, que limpavam, matavam piolhos e combatiam outras infestações do couro cabeludo.

No século 13, com a epidemia de peste negra, os banhos foram proibidos, pois a medicina da época e o radicalismo religioso pregavam que a água quente, ao abrir os poros, permitia a entrada da peste no corpo. Durante os 400 anos seguintes, os europeus evitaram os banhos e a água era somente usada para matar a sede.

Lavar o corpo por completo era considerado um sacrilégio e o banho era associado a práticas lascivas. Mãos, rosto e partes íntimas eram limpos com pastas ou com perfumes, e as práticas de higiene eram mínimas, o que muito contribuiu para o crescimento do uso da maquiagem e dos perfumes.

2 QUALIDADE

É o grau de excelência de um produto caracterizado por confiabilidade e durabilidade. Com a mudança de comportamento em relação à qualidade, as empresas são induzidas a melhorar seus produtos.

É a melhor ferramenta utilizada para erradicar a incompetência e a perda de competitividade nas empresas. A busca da qualidade é mandatória e indispensável à sobrevivência física e moral das organizações. A qualidade precisa ser entendida, aceita e aplicada por todas as pessoas da empresa, independentemente do nível hierárquico que ocupem.

É um processo lento e contínuo de transformações empresariais. Treinar, motivar colaboradores e parceiros na luta contra perdas significa a continuidade da empresa no mercado extremamente competitivo. A qualidade se inicia com o aprimoramento das pessoas por meio do treinamento intenso para se produzir certo na primeira vez.

Qualidade e tecnologia da informação devem estar fortemente unidas, numa relação próxima à simbiose. O tratamento e a disponibilização das informações são privilegiados no ambiente das empresas tanto nacionais quanto internacionais. O pensamento holístico, em que o conjunto é mais do que a soma das partes, é fundamental nesse ambiente.

A qualidade é divulgada e aplicada na empresa através da política da qualidade afixada em todos os locais de trabalho e abrange:

- Utilização de matérias-primas com certificado de qualidade e controle de qualidade rígido e proativo com atendimento a todos os

requisitos das normas nacionais e internacionais aplicáveis a cosméticos.
- Desenvolvimento de novos produtos de acordo com as normas estabelecidas pela Anvisa e utilização de tecnologias modernas.
- Dedicação e atenção ao consumidor, através de um extenso e efetivo serviço de atendimento e preservação ao meio ambiente.

A qualidade deixou de ser um aspecto do produto e responsabilidade de apenas um departamento específico, passou a ser um desafio da empresa com a manutenção de um sistema de gestão de qualidade atuante, abrangendo todos os aspectos de sua operação.

A preocupação com qualidade de produtos não é recente, o consumidor sempre teve o cuidado de inspecionar o produto quando o recebia em relação à troca.

A era do controle estatístico surgiu com o aparecimento da produção em massa, traduzindo-se na introdução de técnicas de amostragem e de outros procedimentos baseados na estatística, bem como, em termos organizacionais, no aparecimento do setor de Controle de Qualidade.

2.1 Garantia da qualidade

São ações para promover a segurança de que um produto vai satisfazer aos requisitos de qualidade estabelecidos pelas normas nacionais e internacionais; incorporam as BPF (Boas Práticas de Fabricação).

Implantar qualidade em todos os níveis da empresa é necessário para:

- Atender exigências dos mercados nacional e internacional.
- Disciplinar as atividades dentro da empresa.
- Continuar a estabilidade da empresa no mercado.
- Reduzir custos com melhoria da eficiência e produtividade.
- Resultar em benefício econômico, reduzindo custos e falhas de processo.

2.2 Requisitos da garantia de qualidade
Para assegurar a qualidade é necessário:

- Garantir que os produtos sejam desenvolvidos corretamente.
- Identificar responsabilidades gerenciais que estejam claramente definidas na descrição de cargos e funções.
- Estabelecer um conjunto de documentos que contemple todos os aspectos do sistema de garantia da qualidade.
- Definir pontos de controle para todas as etapas de produção.
- Determinar, por meio de especificações técnicas, a aquisição de insumos (matérias-primas e embalagens) corretos.
- Garantir que os produtos sejam liberados somente pelo Controle de Qualidade.
- Estabelecer as condições de armazenamento de insumos e produtos acabados e procedimentos de distribuição.
- Organizar a autoinspeção.
- Definir o programa de treinamento, entre outras.

2.3 Agência Nacional de Vigilância Sanitária (Anvisa)

Missão da Anvisa: "Proteger e promover a saúde da população garantindo a segurança sanitária de produtos e serviços e participando da construção de seu acervo". Lei nº 9.782, de 26 janeiro de 1999.

É responsável pela fiscalização, autorização de funcionamento, emissão de certificados de Boas Práticas de Fabricação para as áreas de cosméticos, alimentos, medicamentos, correlatos, saneantes.

As portarias são manuais de fabricação padronizados que indicam quais os cuidados a serem tomados em relação ao local onde são produzidos os cosméticos para garantir a qualidade do produto.

A legislação sanitária que trata das boas práticas de fabricação é o manual específico para as áreas de cosméticos, utilizado para organizar a produção segura levando em consideração os fatores humanos, técnicos e administrativos na qualidade dos cosméticos.

Vigilância sanitária de cosméticos

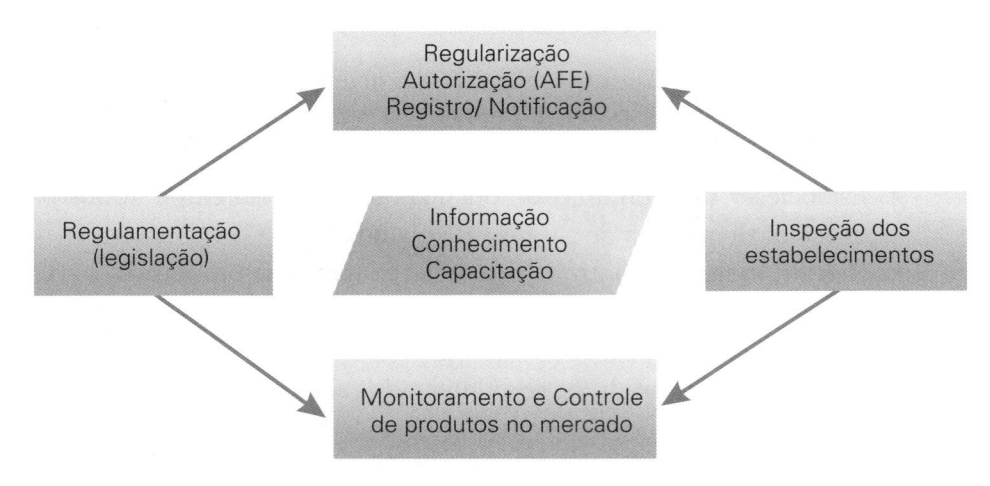

- Regularização Autorização (AFE) Registro/ Notificação
- Regulamentação (legislação)
- Informação Conhecimento Capacitação
- Inspeção dos estabelecimentos
- Monitoramento e Controle de produtos no mercado

2.4 Era do controle estatístico

Década 1920	Década 1940	Década 1970
Atividade de autocontrole com práticas de inspeção	• Função de controle da qualidade com estrutura reparada da produção • Surgimento de técnicas estatísticas • Demin / Juran	• Mudança de visão de autocontrole para a visão de qualidade global **Garantia da qualidade**

2000

- Foco no cliente
- Abordagem de processo
- Internalização de conceitos de gestão
- ISO9001/ISO14001/ OHSAS180

Sistemas de qualidade foram pensados, esquematizados, melhorados e implantados desde a década de 1930 nos Estados Unidos e na década de 1940 no Japão e em vários outros países do mundo.

A partir da década de 1950, surgiu a preocupação com a gestão da qualidade, que trouxe uma nova filosofia gerencial com base no desenvolvimento e na aplicação de conceitos, métodos e técnicas.

A gestão da qualidade total, como ficou conhecida essa nova filosofia gerencial, marcou o deslocamento da análise do produto para a concepção de um sistema e metodologias, cuja aplicação tinha como objetivo a obtenção da Qualidade Total durante diversas etapas de um processo. Campanhas do tipo "Zero Defeitos" eram consideradas um avanço.

Fazer uso das Curvas Características Operacionais (CCO) contidas nas políticas de padronização e controles militares americanos para definir "tamanhos" de amostragem, com o objetivo de assegurar o alcance da porcentagem de defeitos aceitável em função do tamanho do lote – conhecidas como Military Standards –, era um avanço ainda maior.

Entretanto, poucos entendiam que poderiam receber lotes de produtos com índice superior ao desejado, pois essas políticas se referiam a uma média. Afinal, todo e qualquer processo de inspeção por amostragem é holístico. Extrapola-se para o lote total o resultado obtido com os produtos/serviços da amostra (estes resultados, sim, podem ser considerados quase perfeitos). "Quase", pois muitas coisas podem acontecer durante o processo de embalagem, transporte ou utilização do produto em si.

A preocupação com qualidade começou com W.A. Shewhart, estatístico norte-americano na década de 1920, em relação à variabilidade encontrada em produtos. Ele criou um sistema de mensuração dessas variabilidades que ficou conhecido como Controle Estatístico de Processo (CEP), o qual era realizado através de gráficos de acompanhamento, revisão e atuação sobre diversas etapas do processo de fabricação; ainda não se falava em índices de rejeição em termos de ppp (partes por milhão).

Criou também o ciclo PDCA (Plan, Do, Check e Action), método essencial da gestão da qualidade.

2.5 Ciclo de Shewhart, ou ciclo de Deming, ou ciclo PDCA

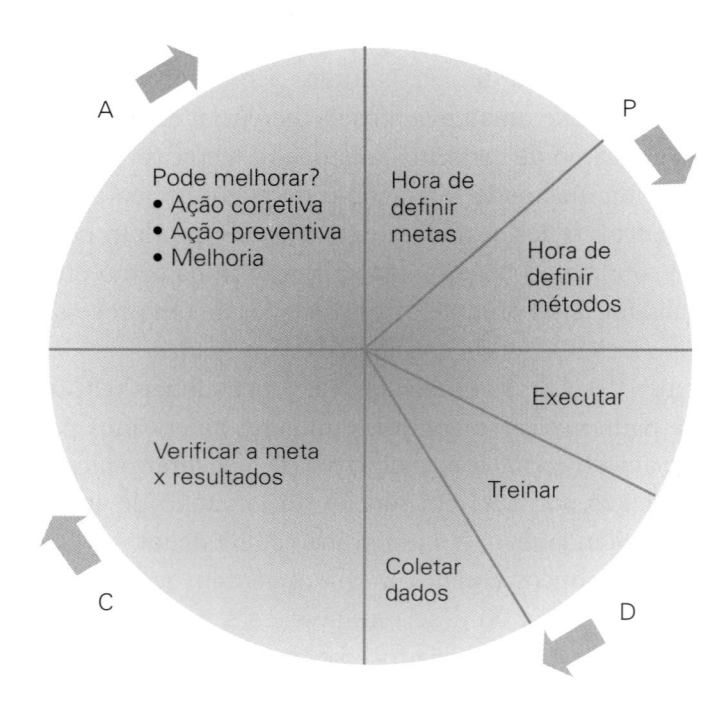

```
        A                          P
   Pode melhorar?        Hora de
   • Ação corretiva      definir
   • Ação preventiva     metas
   • Melhoria                    Hora de
                                 definir
                                 métodos

                                 Executar
   Verificar a meta
   x resultados
                                 Treinar

                        Coletar
        C               dados            D
```

É um método que visa controlar e conseguir resultados eficazes e confiáveis nas atividades de uma organização. É um eficiente modo de apresentar uma melhoria no processo. Padroniza as informações do controle da qualidade, evita erros lógicos nas análises e torna as informações mais fáceis de entender.

Pode ser usado para facilitar a transição para o estilo de administração direcionada para melhoria contínua.

Esse ciclo é composto de quatro fases básicas: planejar, executar, verificar e atuar corretivamente.

As ferramentas da qualidade devidamente utilizadas auxiliam na manutenção e/ou aperfeiçoamento e/ou recuperação de processos, procedimentos ou qualidade desejados, incluindo custos.

Na década de 1990, Robert S. Kaplan e David Norton desenvolveram o Balanced Scorecard (BSC), uma nova ferramenta de abordagem de medição estratégica, que incorpora as medidas estratégicas aos objetivos, visando otimizar o desenvolvimento, a implementação e a obtenção dos resultados organizacionais. O BSC descreve a visão de futuro da empresa para toda a organização e mostra a todos os colaboradores os objetivos e medidas que podem contribuir para o sucesso organizacional.

Fazem parte desses objetivos e medidas da organização, o tratamento das seguintes perspectivas:

- **Financeiras** (custos, despesas, investimentos, retornos, valor agregado).
- **Cliente** (satisfação, retenção, participação do mercado, relacionamento).
- **Interna/processos** (qualidade, tempo, processos, desenvolvimento).
- **Aprendizado e crescimento** (satisfação dos colaboradores, motivação, sistemas de informação).
- **Responsabilidade social** (cidadania, ações comunitárias, meio ambiente).
- **Liderança** (postura estratégica, motivação, empreendedorismo, comprometimento).
- **Qualidade** (melhoria contínua, ferramentas da qualidade, produtos e serviços).

Há uma década o Lean e o Seis Sigma eram bastante específicos, escolhidos distintamente para serem implantados nas companhias. No entanto, nos últimos anos, observa-se uma integração dos programas e a nova denominação Lean Seis Sigma (LSS).

O Lean nasceu em outro continente, na multinacional japonesa Toyota, com o propósito de aumentar a produtividade e eliminar os desperdícios. O objetivo era que o sistema de produção retornasse com mais rapidez o investimento financeiro.

A fundamentação do Lean consiste no pensamento enxuto, que pode ser identificado a partir do chão de fábricas das indústrias, com vantagens nas produções, indo ao encontro do desenvolvimento de tecnologias, sempre embasadas na eliminação de desperdício e no progresso da produtividade.

Os profissionais que trabalham dentro dos projetos de LSS são decisivos para que haja o retorno esperado.

O Master Black Belt reúne profissionais com especialidade em métodos quantitativos, estatísticos que atuam em tempo integral orientando os Black Belts.

Black Belts: são líderes de equipe, conhecem bem sua área de trabalho, têm iniciativa, entusiasmo e capacidade de influência, dedicam-se em tempo integral ao projeto.

Green Belts: participam das equipes lideradas pelos Black Belts conduzindo projetos funcionais.

Yellow Belts: supervisores treinados nos fundamentos do Seis Sigma para que possam dar suporte aos Black e Green Belts na implementação dos projetos.

White Belts: operadores que são treinados nos fundamentos do Seis Sigma para prestar suporte aos Black Belts e Green Belts na implantação dos projetos.

O Seis Sigma tem sua origem registrada na norte-americana Motorola, que, vivenciando uma crise de qualidade no final da década de 1970, assumiu a postura de que a qualidade de seus produtos não representaria mais um custo para a empresa e, sim, a melhoria de todo o processo.

O Seis Sigma foi estabelecido como uma estratégia gerencial disciplinada e altamente quantitativa, caracterizada por uma abordagem sistêmica, cuja finalidade é aumentar a lucratividade das empresas por meio da otimização de produtos e processos, procurando satisfazer tanto os clientes como os consumidores.

Antes o Lean era coordenado pelas áreas ligadas à manufatura e o Seis Sigma administrado pelas áreas da qualidade. Em 2001 as empresas começaram a buscar a integração entre as duas metodologias, e já existe indícios de que esta unificação é vantajosa para viabilizar as estratégias de melhoria da qualidade, redução de custos e ganho de agilidade e flexibilidade.

2.6 Ferramentas da qualidade

As ferramentas da qualidade mais utilizadas são as apresentadas a seguir.

2.6.1 O PDCA

É o método mais usado para melhoria contínua. A forma mais evoluída é a Metodologia DMAIC, que em português significa: Definir, Medir, Analisar, Melhorar e Controlar. Deve-se: determinar a localização ou foco do problema; apontar as causas de cada problema prioritário; propor, avaliar e implementar soluções para cada problema prioritário; e garantir que o alcance da meta seja mantido no longo prazo.

Os objetivos de cada fase do DMAIC são:

- Define: definir e comunicar o foco e as métricas do projeto ao grupo de melhorias.
- Measure: determinar qual o desempenho atual do sistema em estudo e ajustar o foco do projeto.
- Analyse: aumentar a compreensão sobre o sistema de causas do processo em estudo.
- Improve: propor mudanças, desenvolvê-las, testá-las e preparar implementação daquelas aprovadas.
- Control: perpetuar os conhecimentos e as melhorias conquistadas até o momento.

Outras metodologias, descritas a seguir, são utilizadas pelas empresas para otimização e melhoria dos processos, procurando satisfazer tanto clientes internos como consumidores.

2.6.2 Mapeamento do fluxo de valor (Value Stream Mapping – VSM)

Ferramenta que utiliza símbolos gráficos para documentar e apresentar visualmente a sequência e o movimento de informações, materiais e ações que constituem o fluxo de valor de uma empresa. É muito útil para localização e para separar as atividades que agregam valor para o cliente das que não agregam.

2.6.3 Kaizen

Método para o alcance de melhorias rápidas. Geralmente usado para resolver problemas identificados após o mapeamento do fluxo de valor. É conduzido por equipe formada por colaboradores com diferentes funções na empresa.

2.6.4 Avaliação de sistemas de medição/inspeção (Measurement Systems Evaluation – MSE)

Permite a quantificação do grau de confiabilidade dos dados gerados pelos sistemas de medição, inspeção e registros utilizados pela empresa.

2.6.5 Métricas do Lean Seis Sigma

Usadas para quantificar como os resultados de uma empresa podem ser classificados no que diz respeito a variabilidade e geração de desperdícios, defeitos ou erros.

2.6.6 Análise de regressão

Trata as informações contidas em um conjunto de dados de modo que gere um modelo que represente o relacionamento entre diversas variáveis de um processo e forneça indicações sobre o sentido no qual o processo deve ser direcionado para que a meta de interesse possa ser alcançada.

2.6.7 Análise dos modos de falha e seus efeitos (Failure Mode and Effect Analysis – FMEA)

É uma ferramenta da qualidade que permite ao usuário examinar o processo do ponto de vista de sua falha potencial (o que pode dar errado no processo) e planejar o seu controle por meio de requisitos de projeto de produtos ou processo.

2.6.8 Metodologia de Análise e Solução de Problemas (MASP)

É uma formalização das táticas estabelecidas para resoluções de problemas.

Para todos os problemas identificados e priorizados, pode-se estabelecer um projeto com um conjunto de análise e soluções que visam atingir a causa e solucionar o problema num prazo estabelecido. A ideia básica do MASP é melhorar o resultado, eliminar as causas relevantes, entender a relação entre as causas e os resultados e pensar logicamente, e usar evidências (dados) que apoiam a lógica.

2.6.9 O Hoshin

É uma metodologia de planejamento e implementação simples e fácil de ser utilizada, objetiva e factual no processo de análise e revisão.

Palavra oriental, Hoshin deve ser entendida como uma bússola que aponta a direção que a organização deve seguir; define o melhor caminho por onde se deve começar. Inicia-se pela coleta de dados para verificar os resultados derivados dos objetivos do ano anterior; esses dados são utilizados para determinar os problemas principais a serem analisados até que as causas sejam encontradas.

2.6.10 Análise SWOT (Strong, Weak, Opportunities, Threats)

Com esta análise é possível identificar os pontos a serem fortalecidos e as ações a serem tomadas na estratégia adotada pela empresa.

A análise de SWOT possui os seguintes objetivos: identificar as oportunidades de crescimento e, principalmente, os pontos vulneráveis que ameaçam o desenvolvimento.

O ambiente interno é analisado e são detectados os pontos fortes e fracos em que são identificadas:

a) Potencialidades (pontos fortes – Strong)
- Sistemas produtivos eficientes.
- Treinamento e conscientização dos colaboradores.
- Ganhos com melhoria da qualidade.
- Economia de energia, água e matéria-prima.

b) Vulnerabilidades (pontos fracos – Weak)
- Processos produtivos obsoletos.
- Riscos de acidentes.
- Emissão de poluentes.
- Produtos fora de padrão estabelecido.
- Treinamento deficiente de colaboradores.

No ambiente externo são analisadas as oportunidades e ameaças externas à empresa. Com esses dados a alta direção estabelece a filosofia, visão e estratégia em relação ao sistema de qualidade a ser implantado através dos seguintes indicadores:

a) Oportunidades (Opportunities)
- Lançamento de novos produtos de alta qualidade.
- Busca por processos mais modernos de produção.
- Novas normas de especificação para determinado produto.

b) Ameaças (Threats)
- Risco de perda de mercado.
- Acidentes com indenização.
- Pressão da comunidade (meio ambiente).
- Seguros elevados.
- Problemas com fornecedores.

Os critérios para identificação dos pontos fortes e fracos podem ser definidos por meio da metodologia GUT (Gravidade X Urgência X Tendência), que ajuda a priorizar fatores e definir a postura estratégica.

Gravidade: tudo o que afeta profundamente o resultado da empresa. Sua avaliação resulta do nível de dano ou prejuízo que pode decorrer desta situação.

Urgência: resultado da pressão do tempo sofrida pela empresa. Decorre do tempo disponível para resolver uma situação provocada pelo fator considerado.

Tendência: padrão de desenvolvimento de uma situação. Está relacionada ao estado que a situação apresentará caso não sejam alocados esforços ou recursos extras para modificação favorável.

Resultados da análise SWOT: a avaliação permite a escolha de uma direção a ser tomada pela empresa por meio de uma visualização da ação.

A observação dos pontos predominantes entre ameaças, oportunidades, vulnerabilidade, potencialidade em relação à qualidade, nos diversos contextos (financeiro, produção, vendas, entre outros), permite auxiliar a escolha da postura estratégica a ser adotada pela alta administração.

2.6.11 Manutenção total produtiva (Total Productive Maintenance – TPM)

O objetivo principal é aumentar a rentabilidade dos negócios através de eliminação das falhas por quebra de equipamentos, redução do tempo gasto para preparação dos equipamentos e manutenção da velocidade do equipamento, o que elimina pequenas paradas e melhora a qualidade final dos produtos.

O TPM é um conjunto de atividades de manutenção que visa melhorar a performance e a produtividade dos equipamentos de uma fábrica. A implantação do TPM depende da aceitação da direção da fábrica, que deve difundir seus conceitos e dar suporte para que o programa evolua positivamente.

2.6.12 Programa 5S

Para os temas que envolvem limpeza e organização é sugerido implantar o programa 5S. O programa 5S nasceu no Japão em 1950, criado por Kaoru Ishikawa ao regressar de uma viagem de estudos para os Estados Unidos, após a Segunda Guerra Mundial.

No período pós-guerra faltava tudo no Japão e não podia haver nenhum tipo de desperdício. Devido às suas características de gestão quase domésticas, esta técnica passou a ser conhecida como *housekeeping*.

O 5S foi interpretado como sensos, não só para manter o nome original do programa, mas também porque reflete melhor a ideia de profunda mudança comportamental. O significado de senso é: aplicação correta da razão para julgar ou raciocinar.

O programa 5S é baseado em cinco palavras japonesas:

- **Seiri:** descarte, utilização, seleção.
- **Seiton:** ordenação, arrumação, organização.
- **Seiso:** limpeza, zelo.
- **Seiketsu:** higiene, asseio, bem-estar; padronização, saúde (física e mental).
- **Shitsuke:** autodisciplina, disciplina, manutenção da ordem.

Uma forma simples de definir 5S é: atividades que são praticadas por todos, com determinação e métodos, resultarão em um ambiente (casa, local de trabalho, clube ou mesmo cidade) agradável e seguro.

O envolvimento e o comprometimento de todos são vitais para o sucesso do programa. Outros conceitos foram acrescidos, tendo-se, portanto, conhecimento da existência de 10S, embora o nome do método permaneça o mesmo:

Senso de firmeza – 6º S.
Senso de dedicação – 7º S.
Senso de relato com ênfase – 8º S.
Senso de ação simultânea – 9º S.
Senso de responsabilidade social ética – 10º S.

A utilização dos conceitos e das ferramentas da qualidade deve expandir-se do chão de fábrica para os escritórios, da produção para a administração geral, financeira e estratégica das organizações. Os processos da qualidade devem ser potencialmente mais democráticos e participativos, possibilitando um alto comprometimento dos colaboradores com o trabalho e com seus resultados.

2.6.13 Princípios básicos da qualidade
- Fazer as atividades corretamente da primeira vez.
- Procurar a melhoria contínua em tudo o que se faz.
- Fazer as atividades melhor, mais rapidamente e sempre com o menor custo.
- Evitar o custo da não qualidade (sempre muito alto) tomando ações apropriadas para medidas preventivas.
- Prevenir não conformidades em todos os estágios do processo produtivo.

2.6.14 Suportes para atingir a qualidade
- Saber aonde chegar (objetivos/metas).
- Saber como fazer (padronização da execução das atividades através dos Procedimentos Operacionais Padrões – POPs – e treinamentos).
- Ter como fazer (metodologias/procedimentos).
- Querer fazer (motivação, comprometimento da alta direção; trabalho em equipe; investimentos financeiros).

2.6.15 Indicadores de má qualidade

Geram altos custos de fabricação e baixa competividade no mercado. Os indicadores de má qualidade são os seguintes:

- Erros, perdas e desperdício.
- Falta de planejamento, atrasos e uso de material obsoleto.
- Lotes reprocessados e rendimento baixo.
- Aumento do tempo do processo produtivo.
- Aumento do número de devoluções de produtos e perda de clientes.

2.6.16 Indicadores de qualidade atuante

- Redução de erros; planejar de forma inteligente e não trabalhosa.
- Aumento do envolvimento no trabalho para resolução e principalmente prevenção de problemas; definir prioridades e cumprir.
- Melhora contínua da qualidade do produto e aumento de produtividade.
- Diminuição de retrabalhos e de lotes rejeitados, além de redução de custos operacionais.
- Facilitação da comunicação na empresa no âmbito vertical e horizontal de forma clara e profissional.
- Revisão e atualização da documentação do processo produtivo.

2.7 Treinamento

O treinamento é importante para proporcionar aos colaboradores conhecimentos e habilidades que, em conjunto com a experiência, melhorem sua competência. Um de seus objetivos é enfatizar a importância de atender aos requisitos dos clientes (produtos com alto teor de qualidade), além de alertar para a conscientização sobre consequências para a empresa e para os colaboradores ao falhar no atendimento dos requisitos de qualidade (perda de mercado, diminuição das vendas, redução de postos de trabalho, corte de despesas na empresa).

O aprendizado contínuo é a diretriz para atingir a melhoria constante e proporcionar a manutenção da qualidade.

A segurança de um líder, no local que administra, é ter qualidade, porque assim tem o controle de todas as atividades executadas no setor, não tem problemas de sabotagem, o setor apresenta aumento de produtividade, ou seja, com qualidade tem-se um bom produto que será bem recebido pelos clientes, aumentando o lucro da empresa e a geração de mais oportunidades de emprego.

3 ELEMENTOS ESSENCIAIS QUE AFETAM A QUALIDADE DO PRODUTO

3.1 Mão de obra

- Falta de conhecimento.
- Falta de treinamento.
- Condições impróprias de trabalho.
- Negligência, apatia e enfermidade.

3.2 Materiais

- Variação da qualidade dos materiais enviados por fornecedores diferentes.
- Variação da qualidade em um mesmo lote de um fornecedor.
- Variação da qualidade entre lotes de um mesmo fornecedor.
- Materiais comprados com especificações incompletas ou confusas.

3.3 Equipamentos

- Variação do equipamento para um mesmo processo.
- Diferenças no ajuste do equipamento.

- Mau uso dos equipamentos.
- Falta de manutenção preventiva.
- Limpeza deficiente.

Os componentes da qualidade agrupam-se em cinco classes.

Características: agrupa os componentes da qualidade que não dizem respeito diretamente ao funcionamento ou ao modo de utilização do produto (por exemplo: a dimensão e o peso de uma balança).

Desempenho funcional: agrupa os componentes da qualidade que dizem respeito diretamente à função principal dos produtos (a precisão de funcionamento da balança).

Disponibilidade: agrupa os componentes da qualidade que fazem intervir na noção de tempo, decompondo-se em confiabilidade (períodos de bom funcionamento do equipamento) e manutenção (períodos de manutenção e de reparação do equipamento).

Segurança: agrupa os componentes da qualidade que relacionam as especificidades dos produtos com a integridade física e mental das pessoas, exprimindo-se pela probabilidade de acidentes (exemplo: a capacidade de o automóvel preservar a integridade física dos passageiros em caso de acidente).

Fatores sensoriais: agrupa os componentes da qualidade que não se reportam diretamente ao funcionamento dos produtos, mas concorrem para o conforto e prazer dos utilizadores, para o que contribuem significativamente a estética e a ergonomia.

3.4 Custos da qualidade
Os custos da qualidade são classificados como custos de prevenção, custos da detecção e custos de falhas.

Custos de prevenção (ou da conformidade): são os custos com recursos humanos e materiais que têm por objetivo prevenir falhas/defeitos/anomalias para permitir que tudo saia bem à primeira vez (exemplo: manutenção dos equipamentos).

Custos da detecção (ou da avaliação): são os custos com recursos humanos e materiais relacionados com ensaios e inspeções, utilizados para verificar se a qualidade está sendo mantida e para detectar falhas.

Custos de falhas: são os resultantes da incapacidade de um produto satisfazer as exigências da qualidade ou os custos adicionais que a organização obtém. As falhas internas são resultantes da incapacidade de um produto satisfazer as exigências da qualidade antes do seu fornecimento: reparação de defeituosos e inspeção dessa reparação. As falhas externas resultam da incapacidade de um produto satisfazer as exigências da qualidade após o seu fornecimento, exemplo: perda de um cliente por insatisfação com o produto vendido. Há um custo da qualidade real que é incluído nos padrões e são assim distinguidos como inevitáveis.

Os custos da qualidade não oferecem resultados no curto prazo. Como a maioria dos procedimentos da qualidade, demanda um tempo de maturação significativamente maior que o tempo de ciclo das operações da empresa para que os resultados possam ser analisados de forma consistente.

Avaliar os custos da qualidade tornou-se um instrumento de decisão que permite à alta direção otimizar e minimizar os custos operacionais por meio de recursos adequados e revelam-se como uma fonte segura de dados para tomada de decisão.

A globalização, mercado competitivo, regulamentação, avanço tecnológico, sustentabilidade induzem as organizações a se preocuparem cada vez mais com os aspectos relacionados à qualidade de seus produtos, aos impactos socioambientais de seus processos e produtos e ao atendimento das expectativas dos mercados interno e externo.

4 GERENCIAMENTO PARA REDUÇÃO DO ERRO HUMANO

A excelência organizacional depende de pessoas, que são todas inerentemente vulneráveis ao erro.

Muitos programas de melhoria contínua têm sucesso em reduzir outros custos relacionados à qualidade, mas o erro humano permanece um problema persistente e sem solução.

Uma preocupação difundida é a de que mesmo quando as respostas aos incidentes evitam a repetição de erros específicos, muito frequentemente o problema não desaparece. Talvez até mais frustrante sejam os erros que acontecem repetidamente, não importando o que qualquer um faça.

Nessas circunstâncias, a frustração facilmente se transforma em culpar indivíduos por falhas de desempenho que estão além do controle direto deles.

Em organizações de sucesso, com processos eficazes operados por colaboradores treinados e com experiência, a incidência de erro em cada atividade específica provavelmente será baixa.

Há muitas pessoas fazendo muitas coisas, dia após dia, então o erro pode ser tanto de lugar comum, trivial ou aparentemente aleatório.

Existe reconhecimento de que o erro humano está implícito numa proporção muito importante de custos relacionados à qualidade. O reconhecimento de que influências adversas (em vez de deficiências individuais) é o foco reafirma aos colaboradores que a organização está preocupada em encontrar modos construtivos de evitar o erro em vez de culpar pessoas.

O termo erro humano indica comportamento que leva a resultados não esperados, os quais abrangem a formação da intenção consciente através da prática inconsciente ou execução automática.

As organizações tentam minimizar os erros fazendo treinamentos, estimulando a atenção ao detalhe, reduzindo a incerteza e empreendendo uma porção de outras estratégias conscientes.

Melhoria contínua para reduzir tanto a atual quanto a potencial incidência de erros não é difícil, mas exige comprometimento.

4.1 Atitudes sugeridas para redução do erro

Selecionar e treinar colaboradores na teoria e na prática da identificação e redução de riscos com aulas associadas ao trabalho prático e auditorias para identificar e analisar os riscos que fornecem oportunidades evidentes para redução de erros.

Desenvolver um processo de conscientização por toda a organização; realizar treinamentos curtos para abordar os conceitos básicos e ilustrá-los com exemplos de casos reunidos nas auditorias, enfatizando que o foco está nas influências adversas e não nas individuais.

Criar um sistema de comunicação (divulgação da informação) dos riscos possíveis a todos. Gerenciar e empregar proatividade na base de conhecimento crescente sobre fontes de erro e formas de evitá-los quando possível.

Medir o que pode ser medido. Pode ser difícil achar medidas que adequadamente meçam a redução de risco, mas pode ser registrada a diminuição de tempo tomado em intervenções e controle administrativo de trabalhos desde o começo até o fim.

Para manutenção da redução de riscos é importante lembrar que o erro humano deve ser incorporado como um desafio de rotina dentro de uma ampla gama de atividades organizacionais, e removê-los o mais breve possível torna-se fator integrante do gerenciamento da qualidade.

Usar a ferramenta de qualidade Poka-Yoke (Yokeru: previnir; Poka: erros de desatenção), que são dispositivos para identificação de falhas. O conceito de prevenção de falhas surgiu com a introdução de métodos de aperfeiçoamento da produção e encontra-se relacionado à ideia de que os erros humanos são inevitáveis até certo grau. O Poka-Yoke são dispositivos ou sistemas de simples operacionalização, e geralmente de baixo custo, introduzidos nos processos produtivos para prevenir erros de falta de atenção dos operadores. Por exemplo, sensores e interruptores que acusam posicionamentos ou atividades não corretas, gabaritos instalados em máquinas, contadores digitais para verificar o número de atividades, ou uma simples lista de verificação (*check list*). A eficácia do Poka-Yoke tem levado a uma diminuição significativa na taxa de retrabalhos e a uma melhoria dos processos produtivos.

Garantir a qualidade dos produtos significa evitar falhas de origem humana, por inexperiência, por falta de formação, más condições de trabalho, má supervisão. Para a empresa significa assumir explicitamente a existência da gestão da qualidade, ou seja, planejar, organizar, dirigir e controlar em termos de qualidade, visando conciliar a satisfação das necessidades dos clientes com a rentabilidade da organização.

5
OBJETIVOS DO SISTEMA DE QUALIDADE

A base do sistema de qualidade são as normas, por meio das quais temos a padronização da execução das atividades, com uniformidade dos requisitos de qualidade e a designação das responsabilidades de cada um para contribuir com a melhoria contínua da qualidade e garantir a satisfação do cliente.

Há benefícios na utilização de normas para:

- Consumidor/cliente: pode comparar na escolha do produto e tem garantia de comprar produtos seguros.
- Cidadão: o país passa a ter empresas mais competitivas e a sociedade passa a ter meios eficazes para aferir a qualidade dos produtos. Há melhora da qualidade de vida das pessoas e preservação do meio ambiente.
- Profissional: com o aumento da competitividade das empresa surgem novas vagas no mercado de trabalho. As normas definem especificação, o que torna a vida profissional mais segura e menos desgastante.
- Empresário: ao se obter uma norma adquiri-se conhecimento e tecnologia já testada e aprovada; há redução do custo com perdas, refugos, desperdício e retrabalho, além da obtenção de eficácia nos processos e aumento da confiabilidade dos produtos; abrem-se por-

tas para mercados internacionais e há proteção do mercado interno da entrada de produtos com qualidade inadequada.

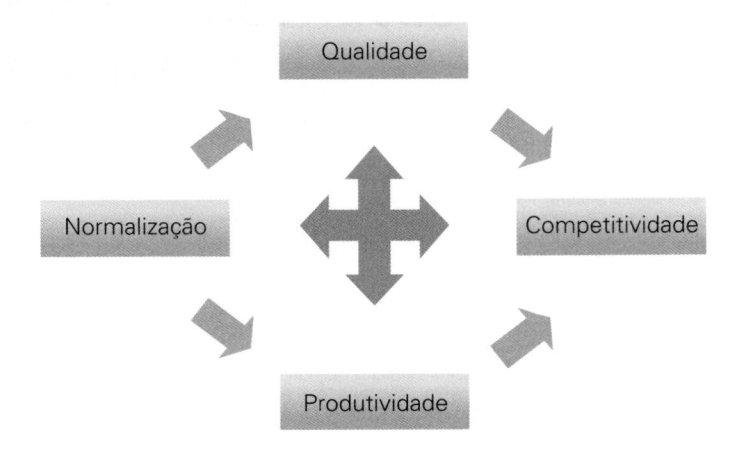

```
                    Qualidade
                        ↑
                        |
        Normalização ← + → Competitividade
                        |
                        ↓
                   Produtividade
```

6
NORMAS

São ferramentas poderosas na tomada de decisão, proporcionando soluções rápidas e seguras. O uso de normas como padrões de qualidade significa queda nos custos de produção e consequentemente um investimento no sucesso do produto final.

Do ponto de vista do consumidor, é a normalização que cria as condições para a certificação de conformidade dos produtos, os quais têm seu grau de confiabilidade aumentado na medida em que a certificação significa a garantia de que o produto oferece condições de segurança e qualidade.

Normas e certificação de conformidades são partes fundamentais no processo de organização da infraestrutura voltado para a competitividade do país.

Historicamente, durante a Segunda Guerra Mundial, as empresas britânicas de alta tecnologia estavam com diversos problemas relacionados à qualidade de seus produtos. A solução adotada foi exigir que os fabricantes escrevessem procedimentos formais de fabricação dos produtos e garantissem que tais procedimentos fossem seguidos.

Com isso surgiu a norma BS 5750, que especificava como produzir e gerenciar o processo de produção. Segundo Seddon, em 1987 o governo britânico, convencido pela ISO, aceita a BS 5750 como uma norma padrão internacional, a qual se torna posteriormente a primeira versão da ISO 9001.

A **ISO 9001** indica requisitos para um sistema de gestão de uma organização demonstrar sua capacidade de fornecer produtos e serviços que atendam às exigências do cliente e aos requisitos regulamentares aplicáveis a esses produtos e serviços, bem como sua capacidade de aumentar a satisfação dos clientes por meio da efetiva aplicação desse sistema de gestão. Os requisitos são genéricos e podem ser aplicados a todos os tipos de organização.

A **ISO 14001** foi desenvolvida em 1996. Em 1998 entidades de normalização de vários países desenvolvem uma norma de Sistema de Gestão de Segurança e Saúde Ocupacional, sendo publicada pela Bristish Standard Institution (BSI) em 1999. A norma ISO 14001 indica os requisitos relativos a um sistema de gestão ambiental, o que permite à organização desenvolver uma política e objetivos que levem em conta os requisitos legais e outros estabelecidos por ela mesma; o objetivo principal é equilibrar a proteção ambiental e prevenção da poluição com as necessidades socioeconômicas da organização.

A **OHSAS 18001** em versão atual se autodenomina norma e não mais uma especificação da Série de Avaliação de Segurança e Saúde Ocupacional. Essa norma indica um sistema de segurança e saúde ocupacional que permite à organização o controle de forma mais eficaz de seus riscos de acidentes e doenças ocupacionais e a melhora de seu desempenho em Segurança e Saúde Ocupacional. Essa prática de gestão vai ao encontro da nova legislação brasileira sobre o Fator Acidentário de Prevenção (FAP) e sobre o Nexo Técnico Epidemiológico Previdenciário (NTEP).

A Associação Brasileira de Normas Técnicas (ABNT), em 2004, desenvolveu o primeiro documento normativo estabelecendo os requisitos de Sistema de Gestão de Responsabilidade Social (NBR 16001). Essa norma estabelece uma estrutura mínima de requisitos a um sistema de gestão da responsabilidade social, fundamentados na promoção da cidadania, no desenvolvimento sustentável (econômico, ambiental e social) e na transparência das atividades. Reúne os requisitos associados à ética, cidadania, direitos humanos e desenvolvimento sustentável e foi elaborada de modo que seja aplicável a todos os tipos e portes de organizações, ajustando-se às diferentes condições geográficas, culturais e sociais do país.

As normas de gestão específicas (ISO 9001, ISO 14001 e ISO 18001) partem da premissa de estabelecer uma política de gestão e realizar um planejamento que desdobre a política em objetivos e metas de desempenho, definindo posteriormente os procedimentos e processos operacionais a fim de garantir e direcionar a implantação efetiva das diretrizes da política da organização.

Motivadas por diversos fatores como redução de gastos, preocupação com o meio ambiente, responsabilidade social, maior produtividade, vantagem competitiva, pressão do mercado, as organizações estão buscando cada vez mais a integração dos seus sistemas.

Na qualidade monitoram-se os processos e os produtos; no meio ambiente, a parte de aspectos de impacto significativo e cumprimentos da legislação; em saúde e segurança do trabalho faz-se a gestão dos perigos e riscos que a empresa está correndo e os correspondentes planos de ação; em responsabilidade social segue-se a mesma linha descrita anteriormente.

Os benefícios dos sistemas integrados de gestão são:

- Otimização de atividades.
- Conscientização e treinamento.
- Melhoria na gestão de processos.
- Análises críticas pela direção mais eficazes.
- Maior comprometimento da direção.
- Redução de documentos, de custos de produção e de tempo de implementação.
- Aumento da produtividade.
- Facilidade para a certificação.
- Diferencial no mercado, com vantagem competitiva.
- Modernização do sistema da qualidade e sofisticação do processo produtivo.
- Aumento da conscientização ambiental e social.
- Direcionamento contínuo da melhoria do desempenho.
- Otimização do uso de recursos disponíveis.
- Acesso a financiamentos preferenciais.
- Conquista de novos mercados.
- Eliminação de multas e penalidades.
- Minimização dos acidentes e passivos ambientais.
- Melhoria da imagem e relacionamento de parceria com a comunidade.

6.1 Sistema de gestão integrado

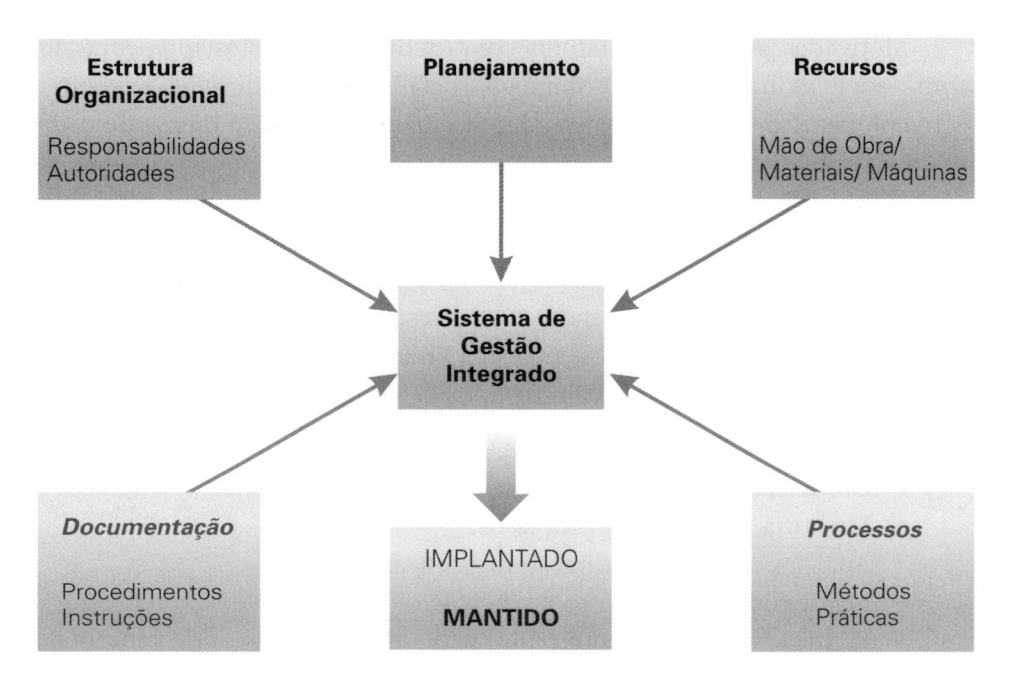

Estrutura Organizacional
Responsabilidades
Autoridades

Planejamento

Recursos
Mão de Obra/
Materiais/ Máquinas

→ **Sistema de Gestão Integrado** ←

Documentação
Procedimentos
Instruções

IMPLANTADO
MANTIDO

Processos
Métodos
Práticas

6.2 Forma atual

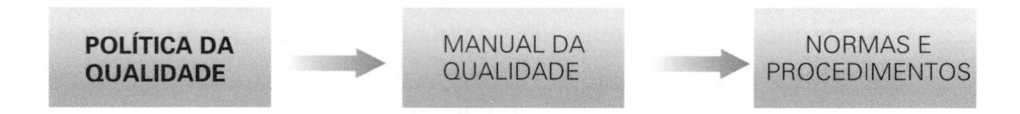

POLÍTICA DA QUALIDADE → MANUAL DA QUALIDADE → NORMAS E PROCEDIMENTOS

6.3 Tendência futura

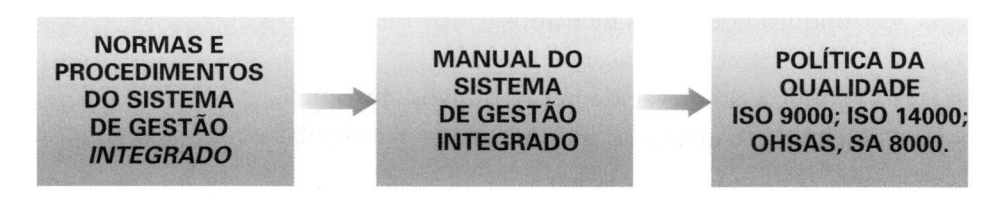

NORMAS E PROCEDIMENTOS DO SISTEMA DE GESTÃO *INTEGRADO* → **MANUAL DO SISTEMA DE GESTÃO INTEGRADO** → **POLÍTICA DA QUALIDADE** ISO 9000; ISO 14000; OHSAS, SA 8000.

6.4 Composição do sistema de gestão integrado (SGI)

SGQ: Sistema de Gestão e Garantia da Qualidade com os planos de qualidade.

SGA: Sistema de Gestão Ambiental com os programas de gestão ambiental.

SST: Sistema de Gestão da Segurança e Saúde no Trabalho/Responsabilidade Social com os programas de segurança e saúde no trabalho.

6.5 Importância da alta direção na implantação/manutenção da qualidade

O envolvimento ativo da alta direção é essencial para o desenvolvimento e manutenção de uma qualidade eficaz a fim de sustentar e aumentar a satisfação do cliente.

A alta direção deve criar um ambiente em que todos os colaboradores estejam totalmente envolvidos com a qualidade, o que é realizado por meio da indicação do representante da direção (RD).

O RD é uma função exigida pela norma NBR ISO 9001 e esse colaborador tem a responsabilidade de assegurar a implementação dos processos necessários do sistema de gestão da qualidade para permitir a certificação da organização.

Seja por inserção, seja por delegação, o RD sempre faz parte do organograma da empresa, até porque se trata de um requisito normativo obrigatório. Os colaboradores terão seu comportamento profissional alterado em razão das diretrizes e regras criadas pelo SGQ.

O papel do RD é direcionar a atuação dos colaboradores de diferentes níveis, especialidades, responsabilidades e posições na estrutura e, assim, aumentar as possibilidades de sucesso no âmbito do sistema de gestão pertinente. O sucesso do RD é determinado pelo grau em que os colaboradores trabalham para o desenvolvimento da qualidade e satisfação dos clientes. Uma organização coesa, voltada para as metas da qualidade, é um reflexo do trabalho bem executado pelo RD.

Se o SGQ é parecido com um "castelo de cartas", bonito e elegante, mas que desaba ao menor abalo, isso indica um sistema frágil e dependente da habilidade e esforço de poucos, quando não de um só, para se manter de pé. Se o sistema funciona mesmo diante de problemas ou na ausência do RD e as intempéries ajudam a fixar ainda mais os alicerces que sustentam o SGQ, isso indica uma qualidade sólida.

A definição do RD é muito mais do que consta no manual de descrição de cargos, precisa ser planejada até idealizada para que sua missão institucional seja bem compreendida e assimilada pelo colaborador que desempenha essa função na organização. A compreensão de sua importância é fundamental na interação com as áreas operacionais (aqueles a quem cabe satisfazer os clientes por meio dos produtos que desenvolvem). Se não é o papel do RD produzir qualidade diretamente, ele deve ser colocado em função de apoio àqueles que estão na linha de frente, trabalhando para que os recursos, processos, competências sejam disponibilizados.

O papel do RD é de negociação e intermediação quando a hierarquia não possui argumentação adequada para obtenção dos recursos a fim de minimizar as restrições que a realidade organizacional impõe a todos. A operacionalização do SGQ, na forma de controles e atividades de cumprimento de requisitos de registros para garantir o resultado da auditoria externa, representa uma limitação do papel do RD. A execução das rotinas está nas mãos das gerências e cabe a elas planejar e fazer com que tudo funcione como foi direcionado.

Discutir os objetivos da qualidade com outros objetivos organizacionais faz parte do papel do RD. A criatividade gerencial é a solução para garantir a conciliação dos objetivos e a obtenção de um entendimento de que a gestão é um processo cujos variáveis constituem um conjunto holístico. O RD influencia a forma como a organização busca e atinge resultados, por meio de seu conhecimento em normalização, métodos de gestão, instrumentos e ferramentas da qualidade; além disso, suas atribuições requerem habilidades de negociação, motivação, comunicação, liderança e gerenciamento, sem as quais seu conhecimento, por maior que seja, se tornará inútil. O papel do RD deve ser valorizado e apoiado principalmente pela alta direção da organização para que a gestão da qualidade deixe de ser locada em papel marginal na gestão organizacional e passe a ter papel de destaque para a continuidade da competitividade da empresa nos mercados interno e externo.

7
RECEPÇÃO DE PESSOAL EXTERNO

7.1 Entrada na fábrica

O ambiente de trabalho deve apresentar-se:

- Limpo e arejado.
- Lixeiras identificadas e tampadas e em locais adequados.
- Sala com paredes e pisos facilmente laváveis, isentos de rachaduras e infiltrações, e com ralos protegidos com telas contra insetos.

7.2 Trânsito de visitantes

As visitas devem ser previamente agendadas para que sejam bem aproveitadas e não interfiram no dia a dia do processo produtivo. Dessa forma, deve ser designado um responsável pelo agendamento e dadas instruções de como proceder até o final da visita.

Autorização e agendamento de visitas são de responsabilidade da Diretoria/Gerência e visitas não autorizadas são expressamente proibidas. O visitante, ao chegar à portaria, identifica-se e o porteiro verifica se o nome dele consta na lista de autorização a visitantes.

O visitante deve ser acompanhado por um representante da fábrica e vestir os paramentos (avental descartável, touca, entre outros). Recomenda-se a restrição do visitante na área de fracionamento e fabricação de cosméticos. Toda a movimentação do visitante deve ser acompanhada pelo representante da fábrica.

Aconselha-se que a empresa tenha um livro-ata para visitantes, assinado pelo presidente da empresa. O visitante registra seu nome, a data e um breve comentário da visita efetuada. Esse livro deve ser arquivado na garantia da qualidade.

7.3 Recepção aos inspetores da Anvisa

Os inspetores da Anvisa não são considerados visitantes, portanto deve existir um procedimento diferenciado para o acompanhamento deles.

Ao receber os inspetores da Vigilância Sanitária, informar setores da qualidade, jurídico, regulatórios, industrial e recursos humanos, para que todos fiquem preparados a fim de colaborar com os questionamentos realizados e deixar os documentos à disposição e as áreas com livre acesso.

Recepcionar os inspetores em uma sala que possa ficar à disposição, pois por muitas vezes será necessário a utilização de mesa ou computador para verificação documental. O grupo de recepção deverá ser formado por pelo menos dois representantes da empresa, sendo um deles preferencialmente o responsável ou corresponsável técnico ou responsável pela qualidade.

Inicie a inspeção por uma breve reunião, solicitando que seja informada a documentação que será verificada e o roteiro que os inspetores seguirão, para que se possa trabalhar em duas frentes, uma no levantamento da documentação e outra no acompanhamento pelas áreas fabris. Essa ação vai aperfeiçoar o processo e demonstrará uma maior disposição em cooperar plenamente com os requisitos solicitados.

Oriente os inspetores quanto a procedimentos internos específicos e forneça toda a paramentação necessária para a inspeção nas áreas fabris. Tenha sempre uma pasta preparada com os documentos descritos no final desse item, isso facilita o trabalho dos inspetores e demonstra organização, o que sempre será bem-visto em qualquer tipo de auditoria.

Não encare a presença dos inspetores como ameaçadora, a visita deve ser vista como orientativa e por isso não tente mentir sobre as informações.

Responda somente o que for questionado, de forma clara e objetiva, se o inspetor precisar de mais informações ele mesmo solicitará.

No caso de verificação de alguma não conformidade, solicite orientação de como corrigi-la corretamente. Questione, solicite referências de legislações vigentes, aprenda com essa experiência.

Lembre-se de que os inspetores são humanos e reagirão negativamente em casos de ofensa, grosseria ou coesão. Seja claro nas respostas, se não entender o questionamento, solicite que o repita ou procure ajuda.

Em qualquer tipo de auditoria não se deve falar mais que o necessário, responda solicitamente o que for questionado e abstenha-se de comentários pessoais. Registre a visita anotando as recomendações realizadas e, se for possível, solicite que o inspetor assine suas anotações, desta forma você terá como antecipar as ações antes mesmo de receber o relatório.

Cada inspetor tem uma forma de trabalhar e a relação de documentos dependerá da criticidade do inspetor e do objetivo da inspeção, por isso deixe preparadas pastas com os seguintes documentos (sempre que aplicável):

- Autorização de funcionamento emitido pela Anvisa (no caso de renovação de licença local).
- Anotação de Responsabilidade Técnica (ART).
- Contrato de controle de pragas urbanas.
- Alvará sanitário atualizado.
- Licenças atuais: órgão ambiental, Ibama, bombeiros, exército, polícia federal/civil.
- Alvará de funcionamento Rendas Municipais.
- Plantas dos edifícios aprovadas.
- Fichas médicas dos funcionários (Programa de Controle Médico de Saúde Ocupacional - PCMSO).
- Contratos com prestadores de serviço (laboratórios, prestadores de serviços, fabricantes, controle de pragas, empresas de calibração, entre outros).
- Documentos referentes à autorização para exportação (Autorização de Funcionamento da Empresa - AFE, Certificado de Livre Comercialização).
- Lista de produtos em comercialização e seus registros.

- Registros de calibração, limpeza da caixa d'água, controle de pragas.
- Análises de efluentes ou documentos referentes à sua destinação.
- Análises da água de processo.
- Habite-se (prefeitura).
- Certidão de zoneamento.
- Laudo do Programa de Prevenção de Risco e Acidentes (PPRA).
- Registros de treinamentos.
- Análises microbiológicas e físico-químicas (matérias-primas e produtos).

7.4 Recepção ao cliente

É uma prática constante a visita de clientes para fechar contratos de compra, inspeções periódicas e prestação de serviço, principalmente do exterior.

Os requisitos principais observados e exigidos pelos clientes são:

- Aspecto da fábrica: limpo, principalmente a entrada; jardins bem cuidados, isentos de copos descartáveis no chão, papéis de bala, restos de alimentos, tudo muito bem pintado e limpo.
- Recepcionistas uniformizadas e portas internas da fábrica todas fechadas.
- Colaboradores bem uniformizados e limpos.

O acompanhante do cliente deve conhecer todos os procedimentos realizados na fábrica e, se o cliente for do exterior, deve falar inglês fluente ou possuir um intérprete.

7.5 Exemplo de fluxograma de empresa de cosméticos

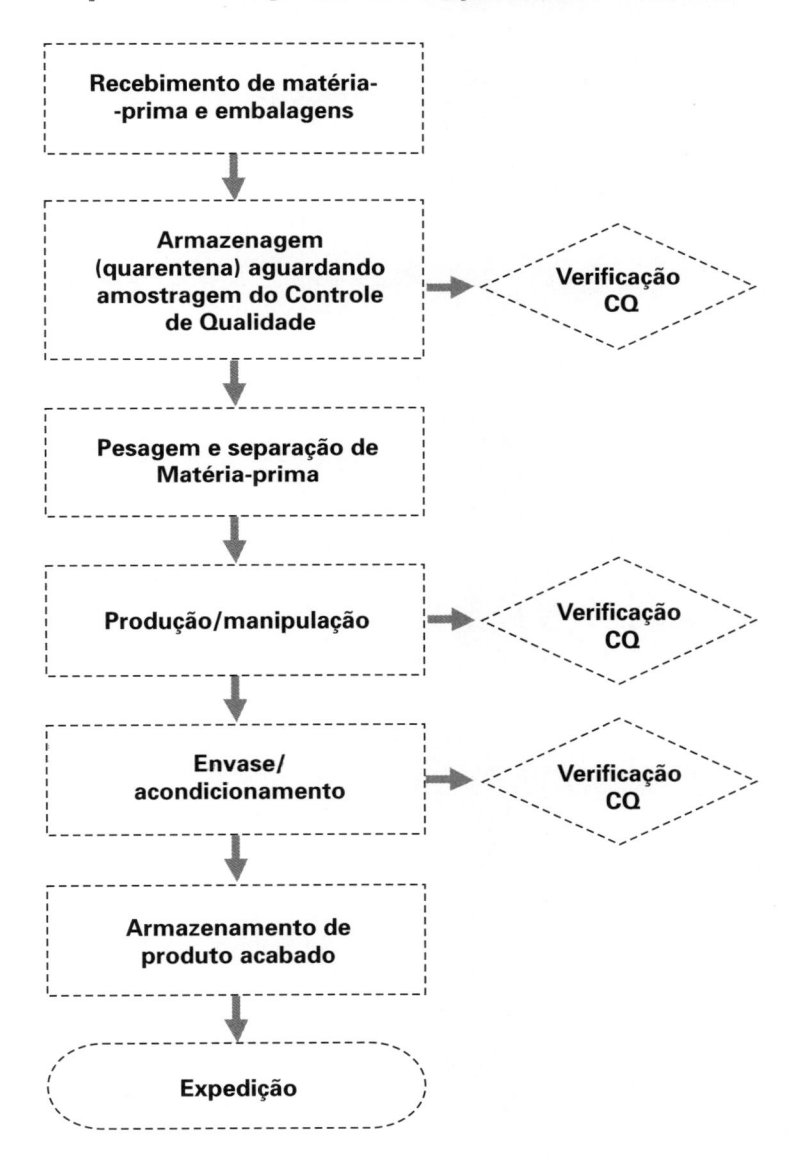

```
┌─────────────────────────┐
│ Recebimento de matéria- │
│   -prima e embalagens   │
└───────────┬─────────────┘
            ▼
┌─────────────────────────┐
│       Armazenagem       │      ╱────────────╲
│  (quarentena) aguardando│─────▶  Verificação  
│  amostragem do Controle │      ╲     CQ     ╱
│      de Qualidade       │       ╲──────────╱
└───────────┬─────────────┘
            ▼
┌─────────────────────────┐
│  Pesagem e separação de │
│      Matéria-prima      │
└───────────┬─────────────┘
            ▼
┌─────────────────────────┐      ╱────────────╲
│   Produção/manipulação  │─────▶  Verificação  
│                         │      ╲     CQ     ╱
└───────────┬─────────────┘       ╲──────────╱
            ▼
┌─────────────────────────┐      ╱────────────╲
│         Envase/         │─────▶  Verificação  
│     acondicionamento    │      ╲     CQ     ╱
└───────────┬─────────────┘       ╲──────────╱
            ▼
┌─────────────────────────┐
│    Armazenamento de     │
│     produto acabado     │
└───────────┬─────────────┘
            ▼
       ╭─────────────╮
       │  Expedição  │
       ╰─────────────╯
```

8
MATERIAIS E EQUIPAMENTOS BÁSICOS DE TRABALHO

8.1 Pesagem

Recipientes de aço inox ou plástico para acondicionamento de matérias-primas fracionadas; espátulas de aço inox; conchas de plásticos ou aço inox; bombonas de plásticos; etiquetas de identificação; filme plástico para proteção dos recipientes contendo matérias-primas; balanças calibradas de capacidades compatíveis com as quantidades a serem fracionadas; impressora acoplada a balanças para emissão de etiqueta de conferência; coifas para exaustão; carrinhos para deslocamento de tambores.

8.2 Manipulação/fabricação

Espátulas de aço inox; recipientes de aço inox ou plástico; conchas de aço inox; reatores em aço inox 316 ou 316L com válvulas de descargas sanitárias, de preferência com células de carga – caso alguma matéria-prima seja dosada através de tubulação indica-se o uso de dosadores de líquidos (*flow-meter*); âncoras, propelidores, spray ball; bombas sanitárias para transferência de produtos; agitadores de bancada; peagômetro; balança calibrada; termômetros aferidos; tanques de aço inox para armazenar o granel/bulk aprovado, caso o envase não seja realizado diretamente dos tanques de fabricação.

8.3 Envase
Béqueres de plásticos; pissetas para acondicionar solventes de codificadoras; máquinas para envase de cremes, loções, xampus, condicionadores, colônias; bombas para transferência de produtos; codificadores/datadores para lote e validade; máquinas manuais ou automáticas para fechamento das caixas de embarque; seladoras de indução; máquinas para Shrink; rotuladoras.

8.4 Controle de qualidade

8.4.1 Controle químico
Béqueres de vidro de várias graduações; frascos de vidro para amostragem e retenção de matérias-primas; espátulas de aço inox ou plástico; vidro de relógio ou lâminas de vidro; bagueta de vidro; Erlenmeyer de vidro de várias graduações; balão volumétrico de vidro; frascos âmbares para acondicionar indicadores e soluções fatoradas; cadinho de porcelana; condensadores de vidro (bola, reto, entre outros.); tubo Nessler; tubos de ensaio; pipetas; peras de borracha; balanças analíticas e semianalíticas calibradas; picnômetros de vidro e metal aferidos; viscosímetro; peagômetro; ponto de fusão; capela com exaustão adequada; condutivímetro; estufas; ultrassom; banho-maria; espectrofotômetros, agitadores, manta/chapa aquecedora, cromatógrafos; aparelho para índice de refração; Karl Fischer; mufla; bico de Bunsen e centrífugas.

8.4.2 Controle microbiológico
Tubos de ensaio; lâminas de vidro; micropipetas, Erlenmeyer; placas de petri; baguetas de vidro; espátulas de inox e plásticas; peras de borracha; frascos esterelizáveis para armazenamento de meio de cultura; alça de platina ou descartáveis; estufas; autoclaves; fluxos laminares horizontais/verticais; peagômetros; geladeiras; contadores de colônias; ultrassom; pipetador; aparelho de vórtex; bico de Bunsen.

8.4.3 Controle de embalagem
Régua; tesoura; pisseta; estilete; balança aferida; dessecador; paquímetro; espessímetro; torquímetro; medidores de altura; conta-fio; leitor de código de barra; capela de luz padronizada para leitura de pantone.

8.5 Almoxarifados
Carrinhos hidráulicos; empilhadeiras elétricas; carrinhos horizontais e verticais para transportar tambores de matérias-primas; balança calibrada.

8.6 Expedição
Carrinhos hidráulicos; empilhadeiras elétricas; máquinas manuais/automáticas para fechamento de caixas de embarque.

Os equipamentos utilizados no laboratório devem ser calibrados no mínimo anualmente. Essa calibração deve ser efetuada por empresas certificadas, preferencialmente pela ISO 17025. No caso das balanças utilizadas na área produtiva, estas devem ser calibradas no mínimo trimestralmente por empresas certificadas e aprovadas pelo Instituto Nacional de Metrologia, Qualidade e Tecnologia (Inmetro), pois, pelo fato de serem usadas com maior frequência e com pesos que apresentam variações significativas (menores em mg, maiores em kg e até toneladas), a certeza de pesagem é fundamental.

9
CONDUTA DE BOAS PRÁTICAS NA FÁBRICA

9.1 Pessoal

A entrada na fábrica deve seguir a regra geral de Boas Práticas na Fabricação (BPF). O colaborador deve entrar na fábrica utilizando uniforme limpo e touca. No momento da manipulação de produtos deve utilizar luvas e máscara.

9.2 Lavagem das mãos

Antes de iniciar qualquer tipo de manipulação, é necessário retirar acessórios (anéis, pulseiras, relógios), pois tais objetos podem acumular micro-organismos.

A lavagem das mãos é a remoção da sujidade e da maior parte da flora transitória das mãos, reduzida a níveis baixos de modo que não constitua risco de transmissão.

Embora seja um procedimento simples, a lavagem das mãos é importante e, quando realizada de forma adequada, diminui a quantidade de micro-organismos. A pele é constituída de atividades microbianas, por isso a importância de lavar as mãos.

Ao lavar as mãos realiza-se uma sequência de esfregação de suas partes, que são as pontas dos dedos, meio dos dedos, polegares, articulações, punhos e antebraços.

Procedimento para lavagem das mãos

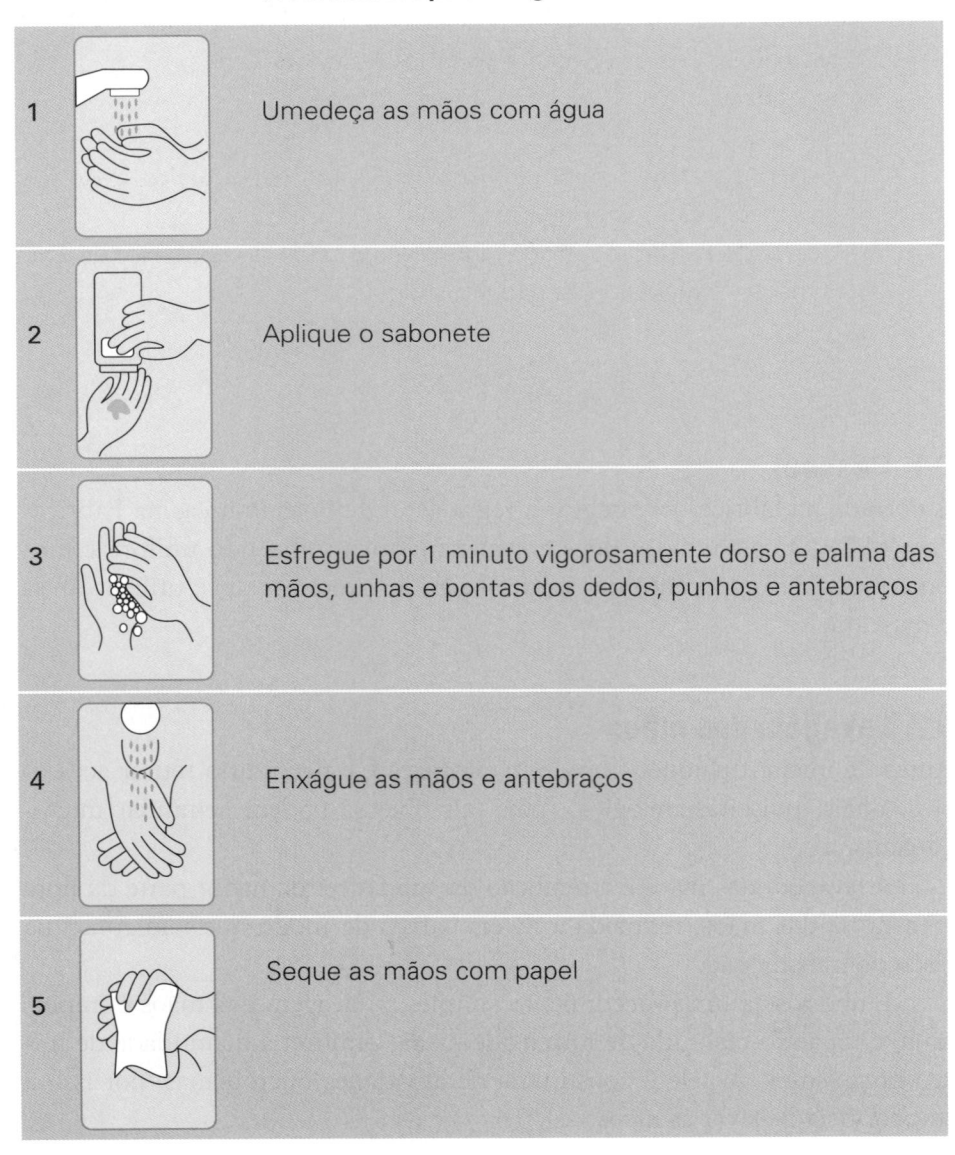

1	Umedeça as mãos com água
2	Aplique o sabonete
3	Esfregue por 1 minuto vigorosamente dorso e palma das mãos, unhas e pontas dos dedos, punhos e antebraços
4	Enxágue as mãos e antebraços
5	Seque as mãos com papel

9.2.1 Técnica de lavagem das mãos

- Seu corpo e mãos não devem encostar-se na pia.
- Abrir a torneira.
- Passar o sabão nas mãos.
- Friccionar as mãos dando atenção às unhas, meio dos dedos, polegar, palmas, dorso das mãos, punhos e antebraços.
- Enxaguar.
- Enxugar com papel toalha.
- Fechar a torneira com a mão protegida com papel toalha, caso não tenha fechamento automático.
- Ao sair do banheiro, abrir a porta com auxílio do cotovelo, ou com as mãos protegidas com papel toalha.

10
QUALIDADE NO PROCESSO PRODUTIVO

Padrões de qualidade não têm mudado substancialmente nos últimos anos, o que tem mudado são as ferramentas para garantir a qualidade em toda a cadeia produtiva. As fábricas normalmente adotam o gerenciamento da qualidade total, em que a qualidade do produto final é responsabilidade tanto dos colaboradores da produção quanto dos colaboradores de apoio, passando por todos os níveis de gerência.

Os objetivos básicos são manter e melhorar a qualidade do produto final e reduzir custos de produção com a adoção de medidas preventivas, em vez de rastrear e reparar produtos com problemas.

Para a manufatura de grandes quantidades há unidades de produção de larga escala dotadas de controles computadorizados e programas de monitoramento; no processo de pequenas quantidades, o monitoramento e o controle praticamente estão nas mãos dos operadores.

É fundamental implantar o controle em processo, atividade exercida pelo Controle de Qualidade para prevenir desvios de qualidade por meio do monitoramento dos pontos críticos dos processos produtivos.

As especificações técnicas para o controle em processo devem ser claras e objetivas de forma que não permita ao colaborador dúvidas na execução de suas tarefas.

Durante a produção de cosméticos o controle de processo abrange as seguintes etapas: principalmente controle da água do processo, adição de ingredientes, temperatura do processo, pH, viscosidade e velocidade da mistura.

A água é o ingrediente de maior quantidade na formulação da maioria dos cosméticos e deve atender às especificações técnicas químicas e microbiológicas para obtenção de cosméticos seguros e isentos de contaminação.

10.1 Exemplo de fluxo produtivo ideal de uma empresa de cosméticos

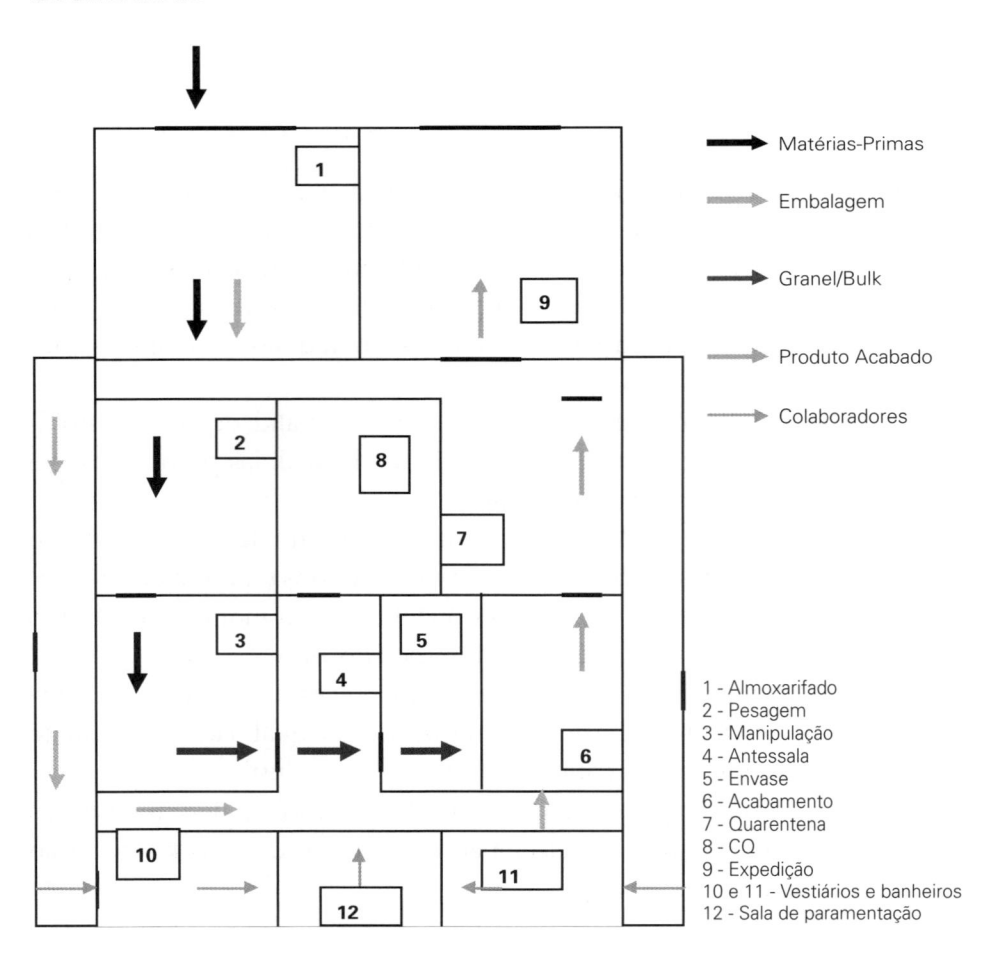

Legenda:
- Matérias-Primas
- Embalagem
- Granel/Bulk
- Produto Acabado
- Colaboradores

1 - Almoxarifado
2 - Pesagem
3 - Manipulação
4 - Antessala
5 - Envase
6 - Acabamento
7 - Quarentena
8 - CQ
9 - Expedição
10 e 11 - Vestiários e banheiros
12 - Sala de paramentação

10.2 Conduta dos colaboradores nas áreas produtivas

Os colaboradores devem vestir roupas limpas de trabalho, e adequadas às tarefas a executar. Na higiene pessoal devem apresentar unhas curtas, cabelos presos, mãos e braços livres de acessórios (como brincos e pulseiras), usar toucas, máscaras em locais que entre em contato direto com o produto e calçados baixos.

Os uniformes devem ser trocados pela criticidade da área (diariamente, a cada dois dias, ou outro período, mas em caso de derramamento de produtos, imediatamente) e utilizados somente no local de trabalho: o colaborador não deve circular com uniforme nas áreas administrativas, refeitórios e áreas externas da empresa.

A lavagem dos uniformes e/ou roupas de trabalho deve ser preferencialmente terceirizada ou em lavanderias específicas para garantir a frequência de troca, padronização da lavagem, integridade e sanitização desses uniformes; não devem ser lavados na casa dos colaboradores para evitar contaminação cruzada. As roupas devem ser apropriadas para proteger os produtos contra contaminação, ou seja, não será correto usar camisa sem mangas e adornos como anéis e pulseiras.

Os colaboradores devem adotar boas práticas de saúde e higiene pessoal. As mãos devem estar limpas durante o manuseio de embalagens e de matérias-primas e seus recipientes. Além disso, ao manusear produtos ou superfícies de contato com o produto, é necessário usar luvas, toucas e máscaras.

As luvas e máscaras são necessárias quando o operador tiver contato direto com o produto. As máscaras servem de barreira para as contaminações expelidas através da respiração e também como proteção contra pós e solventes químicos.

Atividades anti-higiênicas são proibidas. Nas áreas restritas a armazenamento, pesagem, fabricação e envase não é permitido: comer, beber, mastigar, fumar, cuspir no chão, pentear o cabelo ou utilizar mangueiras de ar comprimido para limpar roupas.

Qualquer pessoa que, no exame médico ou observação do supervisor, apresente doença evidente ou lesão aberta que possa vir a afetar a segurança ou qualidade de qualquer produto deverá ser afastada do contato direto com matérias-primas, embalagens, materiais em processo ou produtos acabados, até que o problema esteja sanado ou que fique comprovado pelo serviço médico competente que o distúrbio não coloca em risco a segurança ou a qualidade do produto. Todos os colaboradores da empresa devem receber instruções para comunicar à supervisão qualquer problema de saúde que possa ter efeitos prejudiciais sobre os produtos.

Os colaboradores devem manter as portas das áreas de trabalho sempre fechadas e, para evitar a contaminação das áreas produtivas, não transitar para as áreas administrativas ou de armazenamento. O acesso à área produtiva deve ser restrito, somente o colaborador que nela trabalha deve ali permanecer.

É obrigatório lavar as mãos antes de ingressar nas áreas de produção ou manipulação, especialmente depois de utilizar os sanitários, assoar o nariz e após as refeições. É considerado um ato anti-higiênico espirrar em cima dos produtos, matérias-primas e embalagens, pois a saliva contém micro-organismos que, na flora normal, são inócuos ao indivíduo, porém quando fora de seu habitat natural tornam-se nocivos aos produtos.

10.3 Qualificação de fornecedores de insumos

Para uma empresa comercializar cosméticos de alto nível de qualidade é fundamental obter uma sólida parceria com seus fornecedores.

A qualificação é a demonstração documentada de que a qualidade dos materiais é adequada à utilização a que se destina. Os fornecedores são fundamentais em toda a cadeia produtiva, pois se falharem darão início a um efeito cascata que vai gerar uma sequência de fatos indesejáveis e capazes de comprometer os resultados.

O objetivo da qualificação é:

- Reduzir ou eliminar riscos sanitários envolvidos no uso de insumos de má qualidade.
- Reduzir o número de análises.
- Reduzir o tempo entre a compra e a utilização do produto.
- Minimizar o número de produtos reprovados.

10.3.1 Importância da qualificação
- Contar com fontes confiáveis de fornecimento de insumos.
- Possuir um número maior de empresas aptas a satisfazer as necessidades de suprimento da empresa.
- Manter ativo o processo de certificação dos fornecedores.

10.3.2 Manutenção da qualificação
O acompanhamento de cada fornecedor após sua qualificação deve ser constante e realizado através de índices como:

- Relação de itens reprovados *versus* recebido.
- Atraso de entrega dos insumos.
- Qualidade da assistência técnica prestada.
- Auditorias periódicas (no mínimo anual).

11
RECEBIMENTO DE INSUMOS

Toda entrega de matérias-primas e insumos deve ser acompanhada por um laudo analítico do fornecedor/fabricante, contendo, no mínimo:

- Descrição do material.
- Lote.
- Data de fabricação.
- Data de validade.
- Identificação do fornecedor e as análises de controle realizadas e suas especificações.

Não devem ser aceitas embalagens avariadas ou sujas, a ponto de significar dano ao conteúdo.

Todas as embalagens de matéria-prima ou insumos recebidas devem estar identificadas adequadamente com uma etiqueta do fabricante com, no mínimo, nome comercial, data de validade, data de fabricação, lote, indicações de armazenagem, informações quanto ao risco de manuseio.

No momento do recebimento todas as embalagens de matérias-primas ou embalagens devem receber uma identificação interna da empresa, contendo pelo menos: lote interno, código interno, data de recebimento, data de validade e fornecedor. Essa identificação servirá como item de rastreabilidade, pois poderá haver duas entregas de mesmo lote do fornecedor, mas nunca dois lotes internos iguais.

Após o recebimento, as embalagens e matérias-primas devem aguardar em quarentena, devidamente identificadas como tais, até que sejam amostradas e liberadas pelo Controle de Qualidade. Essa quarentena poderá ser feita através de área segregada ou em sistema informatizado, desde que comprovada a sua eficiência.

Todos os produtos e embalagens devem ser estocados afastados do piso e das paredes, deixando espaço livre para a limpeza e inspeção da área. Os tambores de matérias-primas devem ser estocados em estruturas acima do piso e conservados ao abrigo do tempo, em cima de paletes, preferencialmente confeccionados de material lavável; madeira não é recomendado.

Todas as embalagens devem ser limpas antes da sua transferência das áreas de estocagem para as áreas de fabricação e envase.

Quando uma embalagem sofrer avaria dentro da companhia, e houver suspeita de contaminação, é necessário notificar o Controle de Qualidade antes que o material em questão venha a ser utilizado.

A embalagem deve ser inspecionada e amostrada. Para proteger o conteúdo de contaminação, ela deve ser fechada novamente ou substituída, conforme o caso.

Matérias-primas, embalagens e granéis que tiverem sido rejeitados em testes de controle de qualidade devem ser identificados e armazenados em área de reprovados. Essa área deve ser identificada como "materiais rejeitados" e segregada fisicamente.

Com a finalidade de minimizar riscos dos materiais deteriorarem, deve-se utilizar o sistema PEPS ou FEFO (Primeiro a expirar é o primeiro a sair).

Uma forma simples de controlar o FEFO é numerar, com caneta piloto, a etiqueta de identificação da matéria-prima em sequência crescente, de acordo com a ordem de chegada, para garantir a utilização sempre da mais antiga (ou seja, a menor numeração deve ser utilizada primeiro).

A empresa deve possuir um sistema de controle das datas de validade das matérias-primas, devendo ser segregadas aquelas que estiverem vencidas. O sistema pode ser informatizado ou visual, desde que comprovada sua eficiência.

Os paletes devem ser examinados no recebimento. Caso sejam detectadas infestações por pragas (insetos), devem ser substituídos ou submetidos a tratamento antes de serem armazenados no interior do prédio.

A temperatura do estoque deve ser monitorada e, se possível, controlada; alguns materiais necessitam de refrigeração para que não se degradem, como, por exemplo, essências e extratos.

Recipientes de matérias-primas devem estar cuidadosamente fechados antes de serem armazenados, e sua parte externa deve ser mantida limpa.

Nas entregas de matérias-primas em caminhões-tanque, as áreas de conexão devem ser mantidas limpas e dentro das condições sanitárias. As conexões de carga e descarga devem ser claramente identificadas, limpas e tampadas quando não estiverem em uso.

Os rótulos devem ser estocados separadamente, identificados com clareza quanto ao uso.

Os acessos aos locais de estocagem devem ser restritos ao pessoal autorizado e o material fora de linha, imediatamente destruído e registrada a destruição.

12 AMOSTRAGEM

Cada lote de matéria-prima deve ser considerado impróprio para uso até que tenha sido amostrado, analisado ou examinado adequadamente e liberado pelo Controle de Qualidade. De cada lote fornecido serão colhidas amostras representativas. O número de recipiente a ser amostrado e a quantidade de material a ser colhida devem ser determinados pelo Controle de Qualidade por métodos estatísticos validados.

Os recipientes selecionados para a retirada da amostra devem ser previamente limpos e sanitizados com soluções (derivados de amônios quaternários, fosfatos, biguanidina entre outros) ou esterilizados.

Os recipientes devem ser abertos, amostrados e fechados de maneira que evitem contaminação com outros materiais.

O colaborador deverá estar paramentado com uniforme, touca, máscara e luvas.

Se a amostra for de fácil contaminação, deverá ser recolhida com colher, espátula ou frasco estéril. Se houver necessidade de retirar amostras da parte de cima, do meio ou da parte inferior de um recipiente, essas amostras não devem ser misturadas para análise e devem estar bem identificadas.

As amostras devem ser identificadas com as seguintes informações: nome do material, número do lote, nome do fornecedor; identificação do recipiente do qual foi coletada a amostra; data da amostragem e nome da pessoa que coletou a amostra.

Os recipientes amostrados devem ser identificados e os primeiros a serem utilizados na separação de matéria-prima para produção de cosméticos. As amostras coletadas devem sofrer pelo menos um teste de identificação.

As análises devem ser efetuadas de acordo com as especificações escritas, para verificação de teor e qualidade. Será considerada aprovada toda matéria-prima que estiver de acordo com as especificações e reprovada quando estiver em desacordo.

As embalagens devem ser armazenadas em caixas contendo sacos plásticos fechados isentos de furos e sujeiras; sempre acondicionadas de boca para baixo para evitar entrada de sujeira.

Para embalagens acondicionadas em fardos, estes não podem ser acondicionados diretamente em papelão, devem ter sempre materiais plásticos resistentes para separar as diversas camadas e todo o fardo deve ser utilizado na produção para evitar sobras de embalagem. No caso de sobras, as embalagens devem ser acondicionadas dentro de sacos plásticos limpos, fechados e posicionados dentro de caixas de papelão íntegras, sem presença de amassados e furos.

Os rótulos de um lote devem ser examinados quanto a quantidade, identidade e conformidade com especificações próprias.

A seguir, dois exemplos de métodos amplamente utilizados para determinar o número de recipientes a serem amostrados e a quantidade de material a ser colhido:

- Raiz quadrada de N+1, para determinar o número de recipientes/embalagens a serem abertos/inspecionados; onde N corresponde à quantidade total de recipientes recebidos.

    Exemplo: Foram entregues 100 tambores da matéria-prima denominada de Propilenoglicol. Aplica-se a seguinte regra para amostragem: raiz quadrada de 100 + 1 = 11, portanto devem ser amostrados 11 tambores dessa matéria-prima.

- Militar Standard 105D, para determinar a quantidade de amostras a serem coletadas e analisadas. Este método é utilizado quando o número de material é muito grande, como, por exemplo, materiais de embalagem.

13
ÁGUA

As categorias de água utilizadas pela indústria cosmética no Brasil seguem, em sua maioria, os padrões definidos pela Farmacopeia dos Estados Unidos (USP) e, em alguns casos, também a Farmacopeia Europeia (EP). Basicamente é utilizada água de baixa concentração de sólidos, sais e minerais dissolvidos, e livres de contaminantes microbiológicos. Para algumas aplicações, por necessidades específicas ou por conveniência, podem ser utilizadas águas com características que não se enquadram nas especificadas pelas farmacopeias, mas nesses casos, atendam aos requisitos mínimos da água potável.

Essas águas são adicionalmente tratadas para atender a demandas específicas do processo. É o caso de indústrias que fabricam xampus, que não precisam utilizar água desmineralizada por causa da alta concentração de sais característica desse tipo de produto; entretanto, tem de atender aos requisitos microbiológicos.

Especificações mínimas de qualidade para as águas utilizadas na indústria cosmética devem ser definidas em função de cada tipo de aplicação, processo de fabricação e características do produto. Por essa razão, essas especificações devem ser levadas em conta na elaboração do projeto do sistema de tratamento de água, em face dos investimentos iniciais de projeto e instalação e dos custos de operação/manutenção durante sua vida útil. No mercado estão disponíveis vários sistemas para atender às variadas demandas de vazão e características finais das águas de processo.

As águas de uso industrial provêm de abastecimento local ou de poços artesianos. Em ambos os casos é desejável que a qualidade microbiana seja satisfatória. No caso do abastecimento urbano, o cloro é o agente responsável pela baixa carga microbiana.

Geralmente é exigido por órgãos fiscalizadores que toda empresa cosmética tenha pelo menos um sistema de purificação de água com qualidade comprovada. O sistema instalado deve ser eficaz a ponto de garantir que a água depois de purificada não irá ocasionar problemas nem de contaminação microbiológicas nem físico-químicas.

13.1 Exemplos de tratamento de água

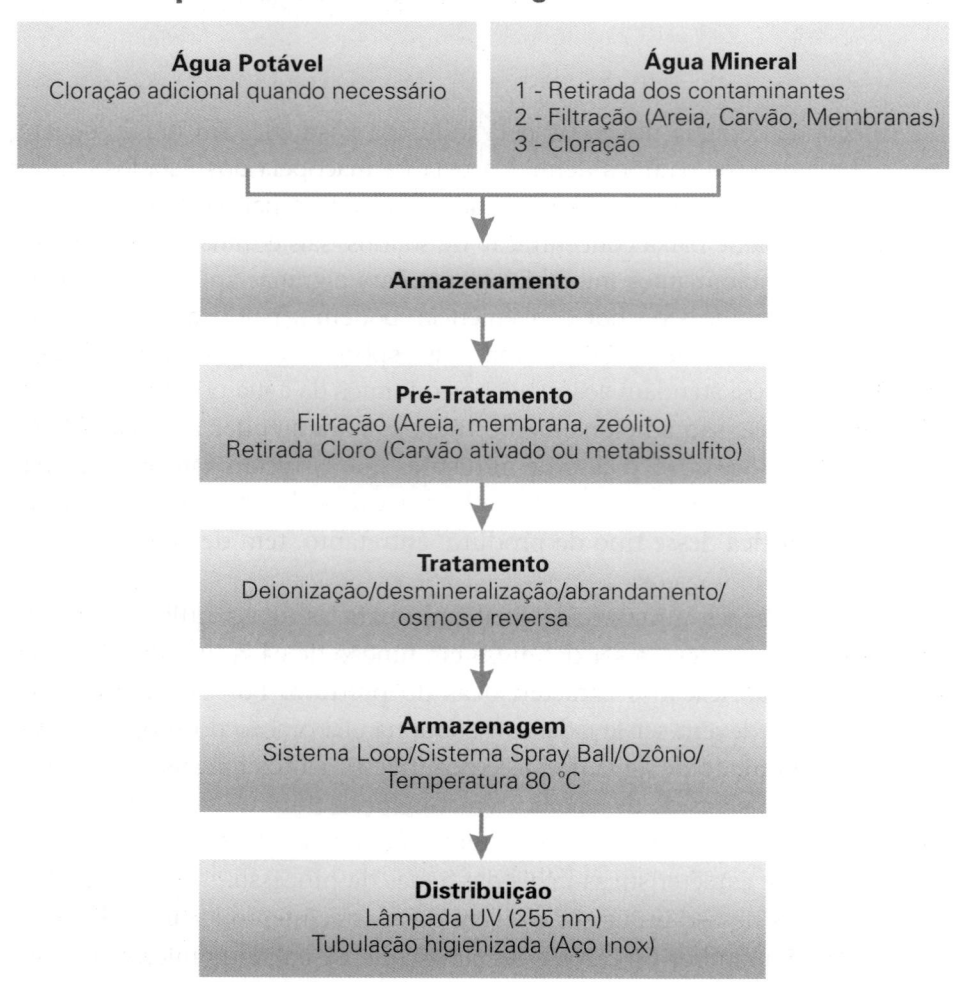

Água Potável
Cloração adicional quando necessário

Água Mineral
1 - Retirada dos contaminantes
2 - Filtração (Areia, Carvão, Membranas)
3 - Cloração

Armazenamento

Pré-Tratamento
Filtração (Areia, membrana, zeólito)
Retirada Cloro (Carvão ativado ou metabissulfito)

Tratamento
Deionização/desmineralização/abrandamento/osmose reversa

Armazenagem
Sistema Loop/Sistema Spray Ball/Ozônio/
Temperatura 80 °C

Distribuição
Lâmpada UV (255 nm)
Tubulação higienizada (Aço Inox)

13.2 Sistemas de tratamento de água

Os principais usos de água nas indústrias são para incorporação aos próprios produtos, limpeza de instalações, equipamentos, utensílios e embalagens e aplicação em laboratório. Cada uso requer características específicas e demanda tratamentos diferentes.

Além de ser a única matéria-prima que a empresa tem condições de controlar e melhorar, existem casos em que 80% ou mais de um produto é composto por água, portanto é a principal matéria-prima da indústria cosmética. Há muitos métodos excelentes para remover um ou mais tipos de impurezas, porém não existe nenhum método de purificação que remova todos os tipos de contaminantes, geralmente faz-se necessário recorrer a uma combinação de métodos para obter a qualidade desejada. O processo produtivo de água apresenta quatro etapas básicas: pré-tratamento, geração da água purificada, estocagem e distribuição.

13.2.1 Tipos de pré-tratamento de água

13.2.1.1 Aditivos químicos

Usados para o controle de micro-organismos, a remoção de sólidos em suspensão, de compostos clorados, de carbonatos de sais de ferro e o ajuste de pH, entre outros. Dentre os aditivos destacam-se os sais de cloro, o permanganato e os fosfatos. Necessitam de processos posteriores para sua remoção do sistema.

13.2.1.2 Filtração

Usado para remoção de material insolúvel. A eficiência depende do tipo de filtro selecionado e sua função é proteger os processos seguintes. Para sistemas de grande vazão costuma-se utilizar o antracito granular ou zeólito, quartzo ou areia, e para sistemas menores, filtros de celulose ou polipropileno de profundidade ou de cartuchos com 5, 3 ou 1 micra.

13.2.1.3 Carvão ativado

Usado para adsorver materiais orgânicos de baixo peso molecular e agentes oxidantes (cloro). Protege as partes do sistema construídas em aço inoxidável, as resinas iônicas e as membranas de osmose. Os processos alternativos são os aditivos químicos (metabissulfito) ou os removedores regeneráveis de materiais orgânicos. O leito de carvão deve ser sanitizado periodicamente (no mínimo a cada 15 dias), porém, quando utilizado um sanitizante químico, acaba sendo ineficaz, pois ocorre a morte superficial de biofilmes, que se torna vulnerável. O ideal é sanitizar com vapor, se a tubulação for confeccionada de aço inox, ou com soda cáustica a 0,5%, se a tubulação for de PVC.

As crepinas devem ser de aço inox ou porcelana, para que não sejam atacadas e percam a eficácia. Uma alternativa é a colocação de cartuchos de carvão ativado, vendidos no mercado como Carbon Block, os quais podem ser removidos para uma sanitização fora do sistema e quando saturados podem ser trocados facilmente.

13.3 Técnicas de tratamento de água

13.3.1 Abrandadores e deionizadores

Abrandadores são resinas catiônicas do tipo ciclo de sódio, regeneráveis por tratamento com salmoura. É importante controlar o crescimento bacteriano seja por recirculação durante os períodos de baixa demanda ou parada, com a instalação de lâmpadas ultravioleta, seja por aditivos químicos (cloro, conservantes, entre outros). Os deionizadores trocam cátions e ânions indesejáveis por H- e OH-, respectivamente. As resinas catiônicas são regeneradas com ácido, normalmente o clorídrico, e as resinas aniônicas, com hidróxido de sódio.

A vantagem é que os agentes de regeneração ajudam a controlar a flora bacteriana e a frequência de regeneração pode ser acelerada pela saturação das resinas por materiais orgânicos. Quando a água a ser tratada contém material orgânico, recomenda-se a instalação de abrandador ou deionizador após a coluna de carvão ativado, pois alguns cátions aumentam a retenção do material orgânico pelo carvão.

As regenerações das resinas devem ser constantes, não devendo superar uma semana, pois o crescimento do micro-organismo ocorrerá na fase log e como a água é um substrato, mesmo que reduzido, e as bactérias se readaptam a ambientes com níveis de nutrição reduzidos, o crescimento acabará se mantendo. Em razão da latência do crescimento microbiano, o sistema deve ser sanitizado no mínimo uma vez por semana para conseguir manter um nível de contaminantes reduzido.

13.3.2 Eletrodeionizadores e eletrodiálise

A eletrodeionização não necessita regeneração, contém um leito misto de resinas, membranas permeáveis seletivas e carga elétrica. A resina atua como condutor, permite que um potencial elétrico seja criado e que os íons capturados sejam removidos através de membranas apropriadas para o efluente de saída.

A corrente elétrica separa também a água com íons H- e OH-, o que permite a contínua regeneração da resina sem a necessidade de aditivos. A eletrodiálise usa corrente elétrica para remover íons por meio de membranas seletivas. É menos eficaz que eletrodeionização porque não contém resina, necessita de mudança periódica de polaridade e descarga para manter o desempenho de operação. Os processos unitários, que contêm membranas e colunas com resinas ou material orgânico removido da água potável, podem ser substrato para micro-organismos.

13.3.3 Osmose reversa

Sob a força maior que a pressão osmótica, a membrana de osmose reversa deixa passar água purificada e descarta componente orgânico e inorgânico. Esse processo é efetivo e em dupla passagem pode produzir água de altíssima pureza química e microbiológica. Para sua melhor eficácia e durabilidade, deve-se considerar o tratamento prévio da água de alimentação, bem como a seleção do material e desenho do seu projeto. É de fundamental importância o controle de contaminação pós-regeneração para assegurar a qualidade da água de processo.

13.3.4 Destilação

Destilação é a coleta do vapor produzido pela ebulição da água. É um processo que envolve mudança e, quando apropriadamente realizado, pode reduzir as impurezas ao nível de 10 partes por milhão. Os destiladores de estágio único purificam somente 10% da água alimentada e podem deixar passar impurezas voláteis, por isso praticamente não são utilizados. Os destiladores de efeito múltiplo contêm várias colunas de evaporação e operam em condições especiais de pressão. São mais eficientes no uso da energia e na purificação da água.

A destilação, no entanto, têm seus pontos fracos. Não consegue atingir níveis baixos de condutividade, pois o dióxido de carbono e outros gases dissolvidos destilam-se junto com a água e a contaminam durante a condensação.

13.3.5 Estocagem de água purificada

Tanques confeccionados em aço inox 316 são sempre indicados pelo motivo de ter um melhor acabamento, o que dificulta incrustações e formação de biofilmes, além de ser o melhor material para se realizar uma higienização adequada. O sistema de água deve possuir um sistema de recirculação (*looping*) para não deixar a água parada e, ao retornar ao tanque de armazenagem, um sistema de *spray ball* para vaporizar os espaços livres, minimizando a possibilidade de contaminação por fungos e a formação de biofilmes.

O sistema de recirculação (*looping*) deve passar por uma lâmpada ultravioleta, de preferência antes da distribuição aos pontos de consumo, para eliminar possíveis contaminações. Se possível, a água deve ser armazenada a uma temperatura aproximada de 80 °C, isso fará com que micro-organismos tenham dificuldades em se desenvolver.

Os tanques e tubulações devem sofrer uma lavagem mecânica (com esfregação) e uma sanitização periódica (no mínimo uma vez por semana), podendo ser utilizado para tanto substâncias químicas (peróxido de hidrogênio, ozônio, entre outros) ou uma sanitização térmica, por meio de vapor ou água aquecida acima de 80 °C.

13.4 Testes efetuados para determinar a qualidade da água

13.4.1 Químicos

Características de água bruta

A análise da água que se destina à indústria serve para identificar suas características gerais, com base nas quais são definidos os sistemas para o tratamento adequado, que pode variar dependendo do tipo de produto a ser fabricado. A seguir, uma lista de teste:

Dureza total: a soma das concentrações de sais como bicarbonatos, sulfatos, cloretos, nitratos de cálcio e magnésio. A concentração pode variar de 10 a 200 ppm, às vezes alcançando valores maiores, dependendo da região ou da fonte de extração desta água; em águas salgadas chegam a 2.500 ppm; para fins potáveis deve ser inferior a 85 ppm. Uma água com alta dureza pode interferir no produto final, como, por exemplo, no poder de formação de espuma de um xampu, exigindo do formulador a utilização de matérias-primas adicionais para compensar essa deficiência.

Alcalinidade total: geralmente devido a bicarbonatos de Ca, Mg e Na, cujas concentrações variam de 10 a 30 ppm. O dióxido de carbono dissolvido na água torna-se altamente corrosivo. A alcalinidade pode ser totalmente removida pela desmineralização ou pela evaporação. Para fins potáveis não pode exceder a 250 ppm.

Sulfatos: geralmente estão presentes como sulfatos de cálcio, sódio e magnésio. As concentrações podem variar de 5 a 200 ppm, dependendo da origem da água. Geram os mesmos inconvenientes que a dureza da água. Podem ser removidos por abrandamento, desmineralização ou evaporação. Para fins potáveis não deve exceder a 250 ppm.

Sílica solúvel: também chamada de reativa, geralmente está presente na forma de ácido silícico e silicatos solúveis, cuja concentração pode variar de 2 a 100 ppm. Para fins potáveis não apresenta inconvenientes nas concentrações em que é normalmente encontrada.

Cloretos: geralmente estão presentes na forma de cloreto de sódio, cálcio e magnésio. A concentração pode variar de três até centenas de ppm. Na água do mar alcança concentrações de até 26.000 ppm. A remoção pode ser feita por desmineralização ou evaporação. Para fins potáveis não pode exceder a 250 ppm. Cloretos podem afetar diretamente a viscosidade dos produtos.

Ferro: as concentrações podem variar dependendo da região. Contribui para formar pilhas corrosivas quando depositado sobre as superfícies metálicas. Pode ser removido por cloração em tanques de armazenamento, por desmineralização ou evaporação. Para fins potáveis não deve exceder a 0,3 ppm. Dependendo da utilização, pode provocar um processo de oxidação em produtos, acelerando a sua degradação, alterando a cor ou estufando embalagens.

pH: símbolo para a grandeza físico-química "potencial hidrogeniônico". Essa grandeza indica a acidez, neutralidade ou alcalinidade de uma solução líquida. O pH refere-se a uma medida que indica se uma solução líquida é ácida (pH < 7), neutra (pH = 7) ou básica/alcalina (pH > 7). Uma solução neutra só tem o valor de pH = 7 a 25 °C, o que implica variações do valor medido conforme a temperatura.

Condutividade: a condutividade é uma expressão numérica da capacidade de uma água conduzir a corrente elétrica. Depende das concentrações iônicas e da temperatura e indica a quantidade de sais existentes na coluna d'água, e, portanto, representa uma medida indireta da concentração de poluentes. Em geral, níveis superiores a 100 µS/cm indicam ambientes impactados.

A condutividade também fornece uma boa indicação das modificações na composição de uma água, especialmente na sua concentração mineral, mas não fornece nenhuma indicação das quantidades relativas dos vários componentes. À medida que mais sólidos dissolvidos são adicionados, a condutividade da água aumenta. Altos valores podem indicar características corrosivas da água.

13.4.2 Microbiológicos

Deve-se avaliar a qualidade microbiológica, certificando-se da ausência de *Pseudomonas* e coliformes e mantendo-se dentro de um limite aceitável a contagem total de bactérias heterotróficas e fungos e leveduras.

As análises podem ser realizadas através da semeadura em placa de petri, utilizando-se o meio de cultura mais adequado, ou pela microfiltração de 100 mL da amostra.

13.5 Números de análise e lote diário

Indica-se a análise diária da água utilizada na produção, recomendando-se realizá-la pela manhã, pois, assim, tem-se uma pré-liberação para uso.

Como os resultados microbiológicos levam de 48 a 120 horas, a liberação pode ser feita através das análises físico-químicas e pós-coleta para análise microbiológica. A cada liberação, deve-se gerar um número de lote, que normalmente é formado pela junção do ano, dia e mês da análise (exemplo: 0210/09 – 02 de outubro de 2009), ou então utilizar um lote sequencial.

13.6 Biofilmes

Os biofilmes são comunidades biológicas com um elevado grau de organização, em que as bactérias formam comunidades estruturadas, coordenadas e funcionais. Essas comunidades biológicas encontram-se embebidas em matrizes poliméricas produzidas por elas próprias. Os biofilmes podem desenvolver-se em qualquer superfície úmida, seja ela biótica ou abiótica. A associação dos organismos em biofilmes constitui uma forma de proteção ao seu desenvolvimento, favorecendo relações simbióticas e permitindo a sobrevivência em ambientes hostis.

Os biofilmes podem formar-se em qualquer superfície e em qualquer ambiente, como, por exemplo, tubulações de água, permutadores de calor, cascos de navio, pele e mucosas de animais (incluindo o homem), dentes, próteses e em variadas indústrias.

Formação do biofilme

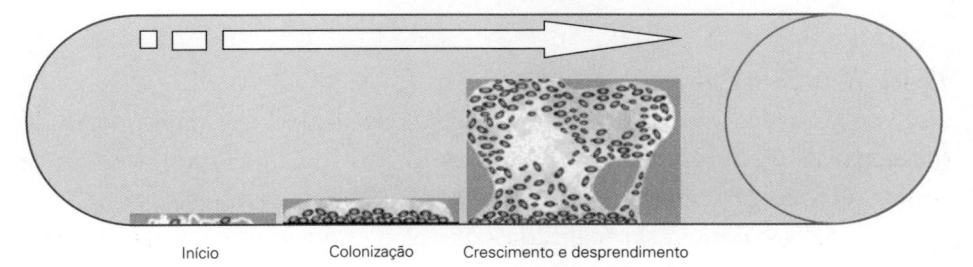

Início   Colonização   Crescimento e desprendimento

14
CONTROLE MICROBIOLÓGICO NA FABRICAÇÃO DE COSMÉTICOS

A qualidade microbiológica de cosméticos é definida por padrões microbianos descritos em compêndios e normas regulamentadoras. Há resolução específica da Vigilância Sanitária que estabelece parâmetros de controle microbiológico.

Os parâmetros a serem considerados na qualidade microbiológica são: alteração em consistência, viscosidade, cor, pH, que podem dar origem a alteração da estabilidade da emulsão, do perfume e auto-oxidação do material lipídico e consequente aparecimento de micro-organismos com aspectos marmoreados na superfície dos cremes ou turvações nas preparações fluidas, além disso pode ocorrer produção de gases e degradação dos ativos, o que inativa o efeito da formulação e esgota o tempo de prateleira do produto, levando à deterioração antes de expirado o prazo de validade.

Fator importante para o crescimento microbiano é a atividade da água. Produtos com baixo teor de água, como óleos, ceras e parafinas, apresentam baixo risco de contaminação microbiana. Álcoois, ésteres e ácidos graxos são matérias-primas pouco prováveis de apresentar contaminação, mesmo porque algumas apresentam atividade antimicrobiana (ORTH, 1993).

Matéria-prima que recebe pequeno ou nenhum tratamento físico ou químico pode apresentar um grau mais elevado de contaminação microbiológica. As de origem natural, como gomas, açúcares, gelatina, hormônio, talcos, sílica e proteínas, apresentam alta susceptibilidade de problemas de contaminação.

Matéria-prima sintética raramente apresenta contaminação acima dos limites recomendados, devido ao uso de altas temperaturas, solventes orgânicos e extremos de temperatura e pH (ORTH,1993; BAIRD e BLOOMFIELD, 1996; PINTO, 2000).

Os cosméticos em relação à contaminação microbiológica são divididos em quatro categorias de susceptibilidade:

- Alta susceptibilidade: produtos para área dos olhos (aquosos e semi-aquosos), emulsões, cremes labiais (emulsões de bases aquosas) e matérias-primas de origem natural.
- Média susceptibilidade: pós compactos (incluindo face e área dos olhos), preparações em bastões, talcos e alguns aerossóis.
- Baixa susceptibilidade: preparações alcoólicas (teor alcoólico maior que 25%), desodorante, antiperspirantes, sais de banho e matérias-primas com atividade antimicrobiana.
- Não susceptíveis: produtos que contêm em sua formulação componentes de tal natureza que não permita a sobrevivência de organismos vegetativos (excluindo os conservantes).

14.1 Recomendações nos processos de lançamento de produtos

14.1.2 Pesquisa & Desenvolvimento

A escolha do conservante deve levar em consideração a regulamentação do uso de substâncias conservantes. No Brasil, a Anvisa estabelece uma lista de conservantes permitidos para produtos de higiene pessoal, cosméticos e perfumes.

A regulamentação varia conforme o país. Para a comunidade europeia, a diretiva apresenta mais de 60 substâncias ativas, das quais as mais usadas são: ésteres dos ácidos para-hidroxibenzoicos (parabenos), fenoxietanol, isotiazolinas, imidazolidinilureia, dimetil-hidantoina e o idodopropinilbutilcarbamato.

Para selecionar um sistema conservante, é necessário conhecer suas propriedades físico-químicas – para evitar incompatibilidades químicas com os componentes da formulação –, a estabilidade em relação ao pH e a temperatura que ocorre durante o processo de fabricação, além de levar em consideração o uso das pré-misturas em fases oleosas e as perdas na evaporação.

O ideal é adicionar o conservante no final do processo de fabricação ou após o resfriamento para evitar degradação. Existem conservantes resistentes à temperatura que, portanto, podem ser adicionados no início do processo.

A eficácia do sistema conservante é garantida através dos testes de desafio (*challenge tests*).Os *challenge tests* consistem na inoculação do produto com o micro-organismo especificado pelo antigo CTFA (The Cosmetic Toyletry and Fragance Association) atual PCPC (Personal Care Products Council) e a monitoração da carga sobrevivente. Para produtos, a contaminação maior é por bactérias, fungos ou leveduras em função da atividade de água presente.

Cremes e loções precisam de conservantes com atividade bacteriostática e fungistática; geralmente utiliza-se mistura de conservantes de amplo espectro de atividade. A faixa de especificação de pH do cosmético é muito importante, meios com pH muito ácido ou muito alcalino limitam a proliferação de micro-organismos.

14.2 Pontos críticos nas formas cosméticas

14.2.1 Cremes e loções

Seguir exatamente o processo de fabricação previne problemas como separação de fases e quebra de viscosidade, que podem ser provocadas por uma homogeneização deficiente, excesso de agitação, desrespeito ao tempo de aquecimento e resfriamento. Para cremes com ativos específicos e determinados conservantes o controle do pH é fundamental, pois sua eficácia depende muito dessa ação.

14.2.2 Desodorantes líquidos/colônias

Para os processos convencionais é importante respeitar o tempo de maceração e a temperatura no processo de filtragem, o que evita a presença de impurezas que podem provocar turvação e/ou decantação na colônia. Verificar o teor alcoólico é um fator importante.

A utilização de corantes deve ser estudada criteriosamente no momento do desenvolvimento, pois não é raro ocorrer perda da cor durante a vida útil do produto. Algumas formas de prevenir esse inconveniente é utilizar frascos opacos ou corantes que não sofram oxidação pela luz, ou filtros UV que preservem o corante.

14.2.3 Desodorantes roll-on/cremes

Seguir exatamente o processo de fabricação previne problemas como separação de fases e quebra de viscosidade, que podem ser provocadas por uma homogeneização deficiente, excesso de agitação, desrespeito ao tempo de aquecimento e resfriamento. A adição de alguns ativos como o cloridróxido de alumínio deve ser feita em temperatura adequada para não sofrer degradação.

14.2.4 Xampus

O controle da agitação é fundamental, porque são produtos que incorporam muito ar em razão de seu poder espumante, que aumenta o volume no equipamento, dificulta a análise de viscosidade no laboratório e impede o produto de ser envasado no mesmo dia. É recomendado trabalhar com agitação baixa e controlada. Em alguns casos, dependendo da composição, o controle do pH é importante para garantir uma viscosidade adequada. Se for necessário adicionar matéria-prima para correção do pH, esta deve ser muito bem controlada para evitar quebra brusca de viscosidade. Para casos em que a água utilizada para a produção de xampus coloridos apresenta alto teor de cloro livre, a cor do produto pode sofrer alteração, pois o cloro oxida alguns tipos de corantes. Esse efeito indesejado pode ser eliminado aquecendo-se a água previamente por 15 minutos acima de 75 °C, até que o cloro seja eliminado, ou realizando uma retirada do cloro através de um carvão ativado.

14.2.5 Condicionadores

A sequência de adição das matérias-primas também deve ser seguida à risca, respeitando o tempo de agitação, aquecimento e resfriamento. Para garantir o sucesso na produção é fundamental controlar no laboratório a qualidade das matérias-primas no recebimento, pois emulsionantes e doadores de viscosidade podem interferir diretamente na viscosidade do produto.

14.2.6 Produtos infantis

O processo de fabricação deve ser muito controlado principalmente em relação ao pH e controle microbiológico. A prática de BPF nos processos produtivos, a limpeza e sanitização dos equipamentos, a avaliação química e microbiológica das matérias-primas recebidas são necessárias para evitar reprovação dos produtos. É importante observar que para produtos infantis existe uma legislação específica da Anvisa.

14.2.7 Maquiagem (base, rímel, pó facial, pó compacto, sombra, blush, batom e gloss)

A segregação da área de manipulação de pós é fundamental para evitar contaminação cruzada. A escolha dos corantes representa potencial de risco, por isso existe uma legislação específica da Anvisa em que consta a lista das substâncias corantes permitidas e eventuais restrições.

Controlar a cor é importante; incorporar corantes numa emulsão e homogeneizá-los de forma correta é determinante. Trabalhar com cores exige padrões de referência para garantir reprodutibilidade dos lotes.

14.2.8 Batons

A maioria das empresas prepara as bases primárias para facilitar a dispersão dos corantes e para isso é necessário o uso de moinhos, como, por exemplo, o moinho de rolo.

A moldagem pode ser feita com moldes tradicionais e resfriados em mesa fria ou freezer. A flambagem é responsável pelo brilho do batom e é a última etapa do processo, por isso é muito importante o controle adequado da chama utilizada, caso contrário poderão ser gerados batons defeituosos.

O ponto de fusão e ponto de ruptura do batom são itens fundamentais de controle e acertos durante o processo. Também devem ser analisadas a tonalidade, facilidade de aplicação, brilho, espessura e homogeneidade da película depositada sobre os lábios.

14.2.9 Compactados (sombras, blushes, pós compactos)

O controle do processo de moagem, em que as matérias-primas sólidas são transformadas em pós muito finos, é essencial. Os moinhos muitas vezes distorcem a moagem dos corantes, principalmente quando estão desregulados, queimam os pigmentos quando são passados em peneiras de malha pequena, além de elevar as perdas do processo, por isso é fundamental garantir homogeneidade do lote para proporcionar textura, brilho, fineza e cobertura de cor de sombras, pós e blushes.

14.2.10 Esmaltes

A fabricação de esmalte é um simples processo de mistura de matérias-primas, porém exige controles específicos. Por exemplo, para esmaltes cintilantes e metálicos, a base utilizada deve permanecer em descanso para que a malha tixotrópica seja formada, caso contrário os corantes não permanecerão em suspensão. Outros controles de fundamental importância são a porcentagem de água e de sólidos contidos no produto, pois afetam diretamente na separação de fases.

14.2.11 Coloração

Seguir exatamente o processo de fabricação previne problemas como separação de fases e quebra de viscosidade, que podem ser provocadas por uma homogeneização deficiente, excesso de agitação, desrespeito ao tempo de aquecimento e resfriamento. A pesagem de corantes é a etapa que necessita de maior precisão, pois errada a cor não há como corrigi-la. Na maioria das colorações capilares são utilizados corantes de oxidação, por isso é de extrema importância que os tanques de fabricação, armazenamento e máquina de envase sejam ambientados com nitrogênio antes e durante todo o processo.

Em caso de produtos que utilizam amônia em sua composição, é necessário que seja respeitado o limite máximo permitido pela legislação.

14.2.12 Alisantes

Seguir exatamente o processo de fabricação previne problemas como separação de fases e quebra de viscosidade, que podem ser provocadas por uma homogeneização deficiente, excesso de agitação, desrespeito ao tempo de aquecimento e resfriamento. Existem vários tipos de ativos para alisamentos, por isso cada fórmula possui uma característica específica.

O controle do pH e do ativo utilizado (tioglicolato de amônio, hidróxido de guanidina, hidróxido de sódio, entre outros) é de extrema importância, pois em excesso pode provocar danos à saúde do consumidor e em quantidade insuficiente não atingirá o objetivo esperado; lembrando que o uso de formol como ativo principal para esta finalidade é proibido.

14.2.13 Descolorantes

14.2.13.1 Pós

Em geral são misturas de matérias-primas homogeneizadas em moinhos para que atinjam um tamanho de partícula adequado para aplicação. Os pontos mais críticos neste tipo de produto são: umidade, temperatura e oxidação.

Esses três itens podem provocar reações violentas no produto, chegando a inflamá-lo espontaneamente. O principal controle deve ser focado no teor do ativo de descoloração.

14.2.13.2 Águas oxigenadas/loções reveladoras

Geralmente são emulsões simples que têm como ativo principal o peróxido de hidrogênio, o qual deverá ser o item principal de controle, além do pH e viscosidade. A água utilizada para este produto deve ter sua condutividade mantida em níveis muito baixos, pois a presença de íons como, por exemplo, o Ferro, provoca reações de oxidação dentro da embalagem (estufamento e vazamento).

15
LIMPEZA EXTERNA E INTERNA NA EMPRESA

A limpeza das empresas normalmente é terceirizada. A área de qualidade da empresa fabricante de cosméticos deve treinar os colaboradores da limpeza indicando os pontos críticos que devem ser limpos com atenção e até os paramentos adequados para evitar colocar em risco a qualidade dos cosméticos produzidos. Deve-se manter um procedimento escrito para todas as etapas de limpeza.

A limpeza externa é o cartão de visitas para a qualificação e fechamento de novos contratos com clientes.

A fiscalização internacional e/ou sanitária, ao entrar na empresa, verifica primeiramente se não há copos plásticos e bitucas de cigarros espalhados pelo chão; em segundo lugar observa os sanitários (considerados como limpeza básica; se estiverem sujos a empresa pode perder o cliente), em terceiro lugar, ao passar pela fábrica, verifica se há sinais de resíduos de alimentos (pacotes de biscoitos em cima da mesa, potes com balas, alimentos jogados nos cestos de lixo) e se as mãos dos colaboradores estão limpas.

As operações de limpeza devem ser executadas diariamente e mantidas com regularidade para que a fábrica esteja sempre em ordem.

- Pisos
  Devem estar livres de água empoçada, sujeira ou refugos e ser varridos e lavados rotineiramente. A frequência será determinada pelo

tipo de uso e volume de tráfego. Materiais derramados devem ser limpos imediatamente. Os esfregões, baldes e outros utensílios de limpeza devem ser retirados da área assim que o material derramado tiver sido removido. A limpeza deve ser diária.

- Paredes e tetos
  Devem ser limpos e passar por manutenções periódicas. É necessário substituir placas de forro avariadas, manchadas de água, soltas ou faltantes. Qualquer vazamento deve ser prontamente reparado. A limpeza recomendada para paredes é, no mínimo, semanal, e para os tetos, semestral.

- Escadarias e corredores
  Devem ser mantidos limpos para evitar que sujeira e refugos sejam arrastados para outras áreas do prédio. A limpeza deve seguir uma programação preestabelecida. Construções ou modificações de escadarias e corredores devem ser projetadas de modo que evitem contaminação de granéis, materiais de embalagem ou equipamentos de processo/enchimento sobre as quais devam passar.

- Janelas e portas
  Devem permanecer fechadas ou protegidas por telas para evitar a entrada de pássaros, insetos, roedores e outros animais nocivos. É permitido utilizar cortinas de ar, cortinas de PVC ou outros dispositivos de proteção como barreira física nas portas. Devem ser limpas diariamente para evitar acúmulo de sujeiras, principalmente a parte superior e lateral das portas.

- Estruturas elevadas
  Devem ser limpas periodicamente (no mínimo três vezes por semana). Incluem-se aí ventiladores e luminárias, bem como vigas e tubulações aéreas ou ressaltos elevados, onde se pode acumular qualquer tipo de contaminante. Merecem especial atenção os tetos ou coberturas de estruturas isoladas de escritório, por exemplo, que tenham vão livre entre a cobertura e o forro do edifício. A limpeza deve seguir uma programação aprovada.

- Elevadores de carga
  Devem ser limpos regularmente, conservados livres de material derramado e refugos. O poço do elevador deve ser mantido livre de sujeira.

- Sanitários e vestiários
  Devem ser acessíveis a partir das áreas de trabalho, e mantidos em bom estado, limpos, bem iluminados e adequadamente ventilados.

  Em locais visíveis dos sanitários, devem ser afixadas placas que instruam os empregados a lavar as mãos antes de retornar ao serviço.

  Os lavatórios devem ser equipados com água corrente, sabão/detergente em *dispenser* e toalhas de único uso. As portas dos sanitários devem fechar-se automaticamente e ser conservadas fechadas. Os armários devem ser esvaziados e limpos periodicamente e o seu topo deve ser mantido limpo e livre de lixo.

- Bebedouros
  Devem ser mantidos em bom estado de conservação e em condições sanitárias. O *dispenser* de copos deve estar sempre coberto. As empresas devem manter um procedimento de limpeza e sanitização mensal, pelo menos, para que a contaminação microbiológica seja minimizada.

- Áreas de depósito de material de limpeza
  Devem ser exclusivas para guardar escovões, vassouras e outros materiais de limpeza. Os dispositivos e equipamentos de limpeza devem ser mantidos em ordem, limpos e bem arrumados. Estas áreas não podem ser utilizadas para a limpeza de equipamentos e utensílios de fabricação.

- Áreas de escritório
  Devem ser mantidas em boas condições de limpeza para não atrair insetos ou roedores. Estas áreas devem fazer parte integral do programa de controle de pragas. Em salas com ligação direta com a fábrica, não deve ser permitido alimentos e bebidas, exceto água. A colaboração de todos para manutenção da empresa sempre limpa é fundamental para criar um ambiente de trabalho agradável e seguro.

A limpeza geral deve ser registrada em protocolo de limpeza, que deve ser emitido e arquivado pela área de qualidade.

A imagem de uma empresa é difundida para clientes/fiscalização pelo nível de limpeza mantido. O sucesso e a eficiência do trabalho da empresa dependem do grau de limpeza e organização para garantir a qualidade dos cosméticos produzidos.

15.1 Limpeza da área de envase

Os colaboradores que efetuam a limpeza da área de envase devem ser treinados pela área de qualidade, com registro deste treinamento em protocolos emitidos e arquivados na área da qualidade.

Todo o material utilizado para a limpeza da área de envase (balde, fibra de aço, rodo de aço inox, luvas antiderrapantes, panos, detergente, solução sanitizante, aspirador de pó, máquina para esfregar o chão da área) deve ser segregado e de uso exclusivo nesta área.

Nas áreas de fabricação e envase, é preciso enfatizar a limpeza dos pisos, paredes, tetos, incluindo ventiladores[1], luminárias, vigas e tubulações aéreas, ou ressaltos elevados. É obrigatório seguir uma programação aprovada.

O colaborador responsável pela limpeza deve estar paramentado da seguinte forma: avental descartável em cima do uniforme da empresa; touca descartável; máscara descartável; luvas antiderrapantes, e sapatos antiderrapantes de uso exclusivo para limpeza da área de envase (não se deve circular com o sapato nas áreas administrativas e externas da fábrica).

O detergente usado para a limpeza deve ser diluído em recipiente limpo e identificado com: nome comercial/químico do detergente; diluição utilizada; data do preparo da diluição; data de validade da diluição; assinatura do colaborador que efetuou a diluição. Deve ser preenchido um protocolo de diluição de detergente emitido e arquivado na área de qualidade.

A solução sanitizante também deve ser preparada em recipiente limpo identificado com: nome da solução, concentração, data do preparo, data de validade e assinatura do colaborador que preparou a solução; não se esque-

---

[1] N. A.: Embora ventiladores não sejam adequados para área produtiva, se estes existirem, antes de ligá-los, por ocasião de uma mudança de estação, certifique-se de que estejam rigorosamente limpos.

cendo de efetuar rodízio com pelo menos duas soluções sanitizantes diferentes a cada quinze dias para garantir eficácia da sanitização. Um protocolo de registro de preparo para a solução sanitizante deve ser emitido e arquivado na área de qualidade.

A limpeza diária consiste em limpar mesas, parapeitos de janelas, vidros e a parte superior das portas com pano embebido em detergentes, enxaguar com água, secar com pano limpo e pulverizar solução sanitizante.

O chão deve ser limpo com máquina, no sentido dos cantos para o centro da sala em direção à porta de saída da área de envase, para retirar a sujeira grossa. Enxaguar com água, secar com panos limpos e, em seguida, pulverizar solução sanitizante.

Em caso de presença de ralos, que devem conter telas de aço para evitar entrada de pragas urbanas, eles devem ser limpos com fibra de aço embebida em detergente até a remoção total da sujeira aderida. Enxaguar com água potável e, em seguida, pulverizar solução sanitizante, mantendo o ralo fechado durante o envase. A limpeza diária dos ralos deve ser registrada em protocolos de limpeza emitidos e arquivados pela área de qualidade.

A limpeza completa da área de envase deve ser periódica e realizada da seguinte forma: limpar primeiro o teto, com auxílio de rodo de inox e pano embebido em detergente, do centro do teto para as laterais; utilizar direção única para evitar movimentos de vai e vem. Em seguida, limpar as paredes, com pano também embebido em detergente e com auxílio de rodo de inox, da parte superior para a parte inferior, dos centros para as laterais, em direção única, evitando movimentos de vai e vem. Depois, limpar o chão a partir dos cantos, embaixo dos equipamentos para o centro da sala, em direção única para a porta de saída da sala, evitando movimentos de vai e vem. Não se esquecer de limpar a parte superior das portas, das janelas e embaixo dos equipamentos.

Caso seja necessário efetuar a limpeza externa de equipamentos durante a limpeza da área, o sequencial de limpeza efetuado deve ser da parte central superior para as laterais, em seguida para as partes inferiores em direção ao chão; o enxague e a secagem seguem a mesma descrição anterior. A solução sanitizante de ambiente pode ser colocada dentro de um pulverizador manual (utilizados em jardinagem) para aumentar o tempo de contato e eficácia de sua atuação.

O sequencial de pulverização da solução sanitizante é: tetos, do centro para as laterais; paredes, da parte superior do centro para as laterais até o chão; chão, dos cantos, embaixo dos equipamentos para o centro da sala em direção única para a porta de saída da sala, não esquecer as partes embaixo dos equipamentos.

A pulverização da solução sanitizante na parte externa dos equipamentos deve ser feita da parte central superior para as laterais em direção à parte inferior, passando pelo centro inferior até o chão.

A validação da limpeza é efetuada através de monitoramento microbiológico ambiental da seguinte forma:

- Avaliação da limpeza aérea do ambiente: exposição de placas com meio de cultura TSA durante 40 minutos em pontos predeterminados (mapa de localização dos pontos da área de envase), em seguida tampar a placa e incubar em estufa +/- 37 °C durante 48 horas.
- Avaliação da limpeza externa de equipamentos: passar o *swab* (esfregaço) em área predeterminada (cm^2) e incubar em estufa +/- 37 °C durante 48 horas.
- Avaliação da limpeza de parede/chão: posicionar a placa rodac em local predeterminado (m^2), incubar a placa em estufa +/- 37 °C durante 48 horas.

Cada área de envase deve ter o histórico de micro-organismos presentes de acordo com o limite de alerta. O limite de alerta consiste em efetuar a limpeza e o monitoramento microbiológico conforme descrito anteriormente, avaliando a contagem de bactérias e fungos durante período mínimo de seis exposições em cada ponto crítico da área de envase, obtendo, desta forma, o número de bactérias e fungos críticos para o envase de formas cosméticas com segurança.

Exemplo: na área de envase de loções, se o limite de alerta é de seis (6) bactérias e três (3) fungos, e durante a limpeza forem obtidas sete (7) bactérias e cinco (5) fungos, a área deve ser interditada para o envase e ser efetuada imediatamente nova limpeza com substituição do sanitizante que estava sendo utilizado. Os agentes sanitizantes devem ser aprovados para uso e permanecer em contato com o equipamento durante o período de tempo especificado no procedimento de sanitização.

Os equipamentos de envase devem ser rigorosamente enxaguados com água purificada, de preferência quente, para eliminar os agentes de limpeza e de sanitização (quando necessário).

Observação: caso a sanitização não seja executada logo após a limpeza, o equipamento deve ser enxaguado com água, preferencialmente quente, imediatamente antes da sanitização. Todos os procedimentos de limpeza e sanitização devem ser registrados em protocolos.

15.2 Programação de limpeza e sanitização na produção

- Tanques de estocagem de matérias-primas
  Os tanques de estocagem de matérias-primas e suas tubulações, que são susceptíveis a problemas microbiológicos, devem ser amostrados e testados periodicamente. A limpeza e a sanitização desses tanques se darão na medida em que os testes assim o exigirem, mas nunca menos que a cada seis meses.

- Equipamentos de fabricação e estocagem de granéis/bulks
  A limpeza deve ser feita entre os lotes de produtos. Além da limpeza, devem ser sanitizados, quando se tratar de produtos susceptíveis à contaminação microbiológica. Recomenda-se que, no caso de produtos susceptíveis, os equipamentos vazios, adequadamente limpos, sanitizados e protegidos, que estiverem fora de uso por mais de 8 horas, sejam sanitizados novamente antes do uso, e que os equipamentos vazios que estiverem fora de uso por mais de 48 horas sejam lavados e sanitizados antes do uso.

- Equipamento de envase
  Qualquer equipamento adicional que venha a ser associado à linha de envase deve sempre ser incluído na limpeza e sanitização dos equipamentos de porte. A limpeza deve ser feita entre lotes de produtos diferentes e, tratando-se de produtos susceptíveis à contaminação microbiológica, deve-se incluir a sanitização dos equipamentos. Recomenda-se que, no caso de produtos susceptíveis, os equipamentos vazios, adequadamente limpos, sanitizados e protegidos, que estiverem fora de uso por mais de 8 horas, sejam saniti-

zados novamente antes do uso, e que os equipamentos vazios que estiverem fora de uso por mais de 48 horas sejam lavados e sanitizados novamente.

As superfícies externas dos equipamentos associados, assim como toda a linha de envase, devem ser conservadas livres de produto acumulado, de materiais de embalagem soltos, entre outros.

- Linhas, tubulações, bombas, filtros e mangueiras de transferência
Linhas de transferência, tubulações, bombas, peneiras, filtros e mangueiras devem ser limpos após cada uso, a não ser que estejam sendo usados para processo contínuo. Além dessa limpeza, tratando-se de produtos susceptíveis à contaminação microbiológica, esses equipamentos devem ser sanitizados. Deve ser estabelecido um programa de limpeza de bombas e válvulas de dreno fora da sua posição normal de operação (com desmontagem completa), de acordo com as características e a categoria do produto.

A limpeza das linhas pode ser realizada utilizando-se o "Pig". Os Pigs são dispositivos cilíndricos de borracha, aço revestido com poliuretano, usados para limpeza interna das tubulações. São utilizados em linhas longas, para remoção de materiais oxidados ou retirada de resíduos nas partes internas e atuam como "êmbolos" mediante o uso de ar comprimido. É uma eficiente limpeza a seco, porém as tubulações não podem ter cotovelos/curvas muito acentuadas, o que provoca a parada do equipamento, e devem ser confeccionadas de forma que aguentem uma grande pressão, pois essa é a base de funcionamento da limpeza por "Pigs".

- Homogeneizadores
Os homogeneizadores devem ser limpos depois de cada uso. Além dessa limpeza, tratando-se de produtos susceptíveis à contaminação microbiológica, esses equipamentos devem ser sanitizados.

- Linhas de enchimento e montagem
  As linhas ativas de envase e montagem devem ser limpas rotineiramente. A limpeza deve incluir todos os alimentadores, tampas, máquinas, tampadoras, correias, guardas laterais, estruturas, codificadoras e rotuladoras. No caso das linhas para produtos susceptíveis a contaminação, os alimentadores e tampas dos alimentadores devem ser sanitizados e a estrutura deve ser limpa com uma solução de ação bactericida.

- Equipamentos diversos
  Acessórios, conchas, pás, dispositivos de amostragem e outros, devem ser limpos e corretamente guardados depois de cada uso. Além dessa limpeza, tratando-se de produtos susceptíveis à contaminação microbiológica, esses equipamentos devem ser sanitizados. Armários e estantes devem estar corretamente identificados e conservados limpos, bem arrumados, e em condições sanitárias adequadas.

15.3 Verificação da limpeza e sanitização de equipamentos

É recomendado verificar a limpeza efetuada nos equipamentos das seguintes formas:

- Inspeção visual do equipamento
  Procedimento rápido e simples que deve ser adotado como rotina. É realizado antes da utilização do equipamento para outro processo de fabricação. A iluminação deve ser adequada e os pontos críticos para lavagem devem ser cuidadosamente avaliados. A inspeção deve ser feita pelo operador que realizou a limpeza e conferida pelo supervisor ou outro operador devidamente treinado.

- Avaliação microbiológica
  Uso do *swab* (esfregaço). A área de amostragem do equipamento deve ser definida (recomendável 25-100 cm^2) em locais críticos de limpeza. Para uma área de 100 cm^2 normalmente uma unidade de *swab* é suficiente. Para obter o histórico microbiológico do equipamento são recomendados no mínimo 5 (cinco) *swabs* por equipamento.

- Avaliação química

    Uso do valor da medida de pH. Coletar amostra da última água de lavagem do equipamento e efetuar a leitura de seu pH, em peagômetro ou fitas de leitura de pH. O equipamento para ser considerado limpo deve apresentar os seguintes valores:

    a) Equipamentos lavados com água deionizada (pH 5,0 – pH 7,0 na temperatura de 25 °C).

    b) Equipamentos lavados com água potável (pH 7,0 – pH 7,8 na temperatura de 25 °C).

Se os valores apresentarem-se fora das faixas citadas acima, significa que o equipamento apresenta resíduo do produto fracionado e deve ser lavado novamente.

Os valores de pH devem ser registrados no protocolo de limpeza de equipamento, que deve estar afixado ao lado de cada equipamento e conter as seguintes informações: data da limpeza, descrição do produto produzido/fracionado, número do lote, nome do operador, valor do pH, assinatura do responsável do setor. Esse protocolo deve ser trocado mensalmente e arquivado em pastas identificadas por equipamento nos setores de fabricação e envase.

16
CONTROLE EM PROCESSO PRODUTIVO

O controle em processo de fabricação é uma atividade exercida pelo Controle de Qualidade com o objetivo de prevenção de desvios de qualidade por meio do monitoramento dos pontos críticos dos processos produtivos; é fundamental para a evolução e manutenção do conceito de qualidade dentro da empresa.

O controle de processo para pequenas quantidades devido à diversidade de produtos, como já comentado, está nas mãos do operador. Esse controle se estabelece efetivamente com um manual de boas práticas ou especificações técnicas, que deve ser do conhecimento de todos, e seguido por todos.

Os procedimentos de uso e manipulação de materiais perigosos, assim como os procedimentos em caso de acidente, devem estar disponíveis.

As especificações técnicas para o controle de processo precisam ser claras e objetivas de modo que não permitam ao colaborador dúvidas na execução de suas tarefas.

Durante a produção de um cosmético, o controle de processo pode ser dividido nas seguintes etapas: água do processo, adição dos ingredientes, controle da temperatura de processo, pH, viscosidade, velocidade da mistura, cor do produto e, quando aplicável, doseamento de ativos.

- Água de processo
  A água é o principal constituinte da maioria das preparações cosméticas e pode ser a maior fonte de contaminação se a sua qualidade química e microbiológica não for monitorada regularmente. Sais de água dura são usualmente removidos da água por métodos de troca iônica após simples filtração, embora métodos mais caros, como destilação e osmose reversa, sejam também utilizados. O controle químico é normalmente realizado por uma medida diária da condutividade e do pH da água, a qual indica também quando o sistema de troca iônica requer regeneração. A eliminação de micro-organismos indesejáveis é obtida por contínua exposição da água à fonte de luz UV ou por tratamento com ozônio. Uma grande fonte de contaminação pode ser a própria resina de troca iônica, a qual requer tratamento periódico para eliminação do acúmulo de micro-organismos.

- Adição dos ingredientes
  Cada uma das matérias-primas deve ser introduzida no reator ou tanque de produção na ordem estabelecida pela ficha de processo produtivo e adicionada devagar para não ocorrer choque na reação e causar precipitação do insumo no método de produção. O método de produção contém a fórmula do produto, além de indicar o tempo de produção, a velocidade de adição das matérias-primas e os meios de eliminar a geração de espuma e uma agitação não homogênea.

  Materiais adicionados em pequenas quantidades devem ser pesados separadamente e cuidados especiais devem ser tomados para assegurar-se de que todo o material seja transferido para o produto a partir do enxágue do recipiente usado na pesagem.

  As balanças usadas para pesar as matérias-primas devem ser calibradas por laboratórios credenciados pela Rede Brasileira de Laboratórios Analíticos em Saúde (Reblas). Quando bombas são utilizadas para a transferência de matérias-primas para os tanques de produção, os operadores devem certificar-se de que a vazão está correta.

- Controle de pH
  Uma vez que todos os cosméticos são produzidos para serem utilizados em alguma parte do corpo humano, o controle do pH é muito importante para evitar efeitos adversos. O controle industrial pode ser realizado por meio da utilização de eletrodos diretamente inseridos nos tanques de produção e conectados a um equipamento de leitura digital, permitindo, assim, uma contínua verificação do pH. Esses eletrodos têm compensação de temperatura e são facilmente removíveis para limpeza.

- Controle de viscosidade
  Viscosidade é um importante atributo da maioria dos cosméticos semilíquidos, embora o seu controle seja empírico, difícil de ser feito e ajustado durante a produção. Isso se deve à natureza pseudoplástica e tixotrópica da maioria dos cosméticos, pois ambas são usualmente afetadas por forças de cisalhamento aplicadas durante o processo de mistura, além de sofrerem alterações drásticas com variações de temperatura.

  Deve-se considerar ainda que há uma variável de tempo para que o produto atinja a viscosidade verdadeira e que a temperatura também pode afetar essa característica. Na maioria das vezes, a viscosidade é medida em equipamentos de laboratório na temperatura ambiente (25 °C).

- Velocidade de mistura
  Em formulações como loções e cremes emulsificados, produtos de alto poder espumante (xampus) e produtos viscosos, é importante considerar o tipo de agitador e a sua velocidade de rotação. Uma alternativa recomendada é ter um indicador e um controlador de velocidade (inversor de velocidade) ligados ao agitador principal ou rotor. Em alguns casos mais complexos, as especificações do controle de processo devem definir o tanque a ser usado, o tipo de agitador e a velocidade de rotação em cada estágio da produção.

- A cor do produto
  A cor desempenha um importante papel em todos os produtos cosméticos e é um dos primeiros atributos a ser percebido pelos consu-

midores. A cor do produto geralmente é determinada em amostras retiradas do reator de processo, visualmente ou instrumentalmente, por meio da comparação contra um padrão de referência em condições de iluminação padrão.

As amostras de referência devem ser guardadas no escuro, em temperatura ambiente (+/- 25 °C) e trocadas a cada seis meses. Medidas instrumentais, tais como colorímetros eletrônicos, são úteis para eliminar as muitas variáveis que ocorrem nas determinações visuais de cor. A cor do produto é afetada por variações de matérias-primas, concentração das soluções de cor adicionadas, temperatura de processo, pH da solução, qualidade da água e contaminação com metais.

16.1 Controle de processo do envase

Devem ser efetuadas inspeções periódicas, determinadas pela empresa, levando em conta o tempo total de envase. Essas inspeções podem ser realizadas no início, meio e final do processo; a cada 30 minutos do processo produtivo; ao final do lote. Nessas inspeções, devem ser avaliados e registrados, no documento denominado Dossiê de Lote do produto, os seguintes itens:

- A identificação do material deve conferir com a descrita na ordem de produção.
- Lote e validade devem estar corretos e legíveis.
- O peso/volume deve ser controlado rigorosamente (100% com balança direto no processo ou em intervalos curtos, dependendo do tamanho do lote a ser produzido, sempre tendo o mínimo especificado na rotulagem).
- Verificação dos dizeres legais.
- Vazamentos.
- Centralização do rótulo/contrarrótulo.
- Verificação funcional (válvulas, tampas).

Os paletes finalizados devem ser liberados para o acondicionamento em depósito para expedição somente após prévia inspeção do Controle de

Qualidade, em que são verificados os seguintes itens: identificação da caixa de embarque; identificação do palete; quantidade de unidades dentro da caixa de embarque; condições gerais das embalagens.

Após a verificação, é afixada etiqueta de aprovado pelo Controle de Qualidade. Essa avaliação pode ser realizada através de uma amostragem representativa do lote (em que são abertas caixas para inspeção no palete, por amostragem, tentando compreender desde o início até o final do processo).

16.2 Boas práticas no envase de cosméticos

- Áreas de envase

    Os granéis/bulks devem ser protegidos de contaminação durante as operações de envase. Uma vez introduzidas no sistema de envase, granéis/bulks à base de água não devem ser reintroduzidos em granéis/bulks virgens antes que o Laboratório de Controle de Qualidade tenha assegurado a ausência de contaminação.

    Reservatórios de embalagens, tampas ou outros materiais de embalagem devem permanecer sempre cobertos, exceto quando for necessário ter acesso a seu conteúdo. Os materiais de cobertura devem ser conservados limpos. Embalagens, tampas ou outros materiais de embalagem que entrem em contato direto com o produto devem ser manuseados de forma limpa e sanitária, e permanecer sempre cobertos antes do uso. A utilização de luvas, toucas e máscaras é necessária para preservar a integridade dos materiais.

    Caixas de papelão não devem ter contato direto com a área de envase. Recomenda-se solicitar ao fornecedor que entregue as embalagens dentro de uma caixa de papelão revestida por um saco plástico; dessa forma, o envio das embalagens para a área de envase deverá ser feita somente com esses sacos plásticos. Caixas de papelão são de difícil limpeza e podem carregar contaminantes para dentro da área produtiva.

    Todas as áreas de fabricação, processamento, embalagem e armazenamento devem estar providas de iluminação adequada, a fim de facilitar a arrumação e limpeza. Devem existir dispositivos de proteção para evitar adulteração de produtos em caso de quebra de lâmpadas.

Os drenos e acessórios dos encanamentos devem ser equipados com dispositivos de proteção para evitar retorno de líquido (exemplo: sifão).

Todos os recipientes primários, cheios ou vazios, devem ser cobertos antes dos períodos de paradas longas (acima de 30 minutos).

Todas as tubulações de alimentação de granéis, água e ar devem estar identificadas com clareza. Os equipamentos utilizados na fabricação de produtos cosméticos devem ser limpos antes da sua utilização. Se o produto a ser manipulado for susceptível a contaminações microbiológicas, um processo de sanitização deve ser incluído no procedimento. A limpeza deve ser rigorosa e feita, de preferência, logo depois do uso e antes da entrada do turno seguinte, e, idealmente, antes que o produto seque, endureça ou solidifique.

O sistema CIP (Clean In Place) é montado no próprio equipamento produtivo, tem tubulações para água e detergente neutro, reservatórios de solução de limpeza e bico *spray*. É automatizado, não há necessidade de desmontar o equipamento. Com esse sistema o tempo de duração e o volume de produtos consumidos em cada operação de limpeza são reduzidos, racionalizando o consumo de água. Apresenta sistema de múltiplo uso, em que a solução de limpeza é reutilizada por vários ciclos antes de seu descarte.

Todos os equipamentos de porte (reatores, bombas, homogeneizadores, entre outros) devem possuir registros em protocolos de limpeza e sanitização individuais, com a identificação do operador e do responsável pelo setor.

Mangueiras (tipo flexíveis, PVC e atóxicas) adequadamente limpas e sanitizadas devem ser guardadas de forma que não acumulem água e que não entrem em contato com o piso ou as paredes. Saídas de tubulações e mangueiras, quando em descanso, devem estar protegidas de contaminação por meio de tampas ou filmes plásticos aprovados para uso microbiológico.

Pesagem ou pré-pesagem de matérias-primas deve ser executada somente com utensílios que tenham sido limpos, sanitizados e armazenados, evitando assim a possível contaminação dos insumos. Esses utensílios podem estar dentro de armários devidamente limpos e identificados, sempre protegidos da contaminação externa.

Todo equipamento deve ser inspecionado antes do uso, para garantir que esteja limpo. Essa inspeção pode ser simplesmente visual ou através de recursos microbiológicos como o *swab*. Equipamentos de porte devem ser identificados com etiquetas com data e nome do operador individualmente para evitar confusão.

- Processo de limpeza e sanitização de equipamentos
Salvo se especificamente indicados, os equipamentos referidos nesta seção incluem: tanques de estocagem de matérias-primas, tanques de fabricação, tanque de armazenamento de granéis/bulks, máquinas de enchimento, linhas de transferência de granéis, tubulações (água, tensoativo, entre outros), bombas, filtros, mangueiras, homogeneizadores, moinhos, tubulações de transferência de materiais diversos, tais como, conchas, pás, espátulas, baldes, canecas e dispositivos de amostragem.

As superfícies de contato do equipamento com o produto devem ser perfeitamente enxaguadas com água para remover resíduos de produto.

Um agente de limpeza que permaneça em contato com a superfície do equipamento por tempo suficiente para assegurar que todo e qualquer resíduo seja efetivamente removido pode ser utilizado. Cada resíduo deve ser estudado cuidadosamente, pois pode exigir tipos diferentes de agentes de limpeza.

17
DESTINAÇÃO DE MATERIAIS E PRODUTOS REPROVADOS

Os materiais e produtos reprovados devem ser identificados e armazenados em áreas restritas devidamente identificadas para esta finalidade. Se não ocorrer reprocessamento, devem ser enviados para destruição em empresa cadastrada no órgão ambiental. No caso de matéria-prima reprovada, a mesma deve ser incinerada. O reprocessamento de produtos reprovados somente pode ser permitido se a qualidade do produto final não for afetada, se as especificações técnicas forem atendidas e se a operação for realizada de acordo com procedimento autorizado e definido após avaliação dos riscos envolvidos. Deve ser mantido registro do reprocessamento e o lote deve receber identificação que permita sua rastreabilidade.

- Produtos devolvidos
  Os produtos devolvidos devem ser identificados e armazenados separadamente em área segura até que seja definido seu destino.

  A avaliação da decisão a ser tomada deve envolver o histórico do produto desde a sua expedição até a devolução. Em caso de destruição do produto, deve ser enviado para empresas que são cadastradas no órgão ambiental.

DESTINAÇÃO DE MATERIAIS E PRODUTOS REPROVADOS

18
BOAS PRÁTICAS DE CONTROLE DE QUALIDADE

O setor deve estar provido de documentação essencial para um bom controle e registro das ações realizadas. Estão citadas, a seguir, algumas documentações necessárias:

- Especificações de matérias-primas.
- Especificações de produtos acabados.
- Metodologias analíticas.
- Procedimentos operacionais referentes às atividades desempenhadas.
- Sistemas de registros de dados, sejam manuais, sejam informatizados; informações estas que permitam a geração de laudos analíticos referentes à qualidade dos lotes produzidos.
- Registros de calibrações diárias dos equipamentos essenciais ao controle de processo e de matérias-primas, tais como: temperatura de estufas, calibração de peagômetros, verificação de balanças.

O setor de Controle de Qualidade deve seguir as normas de Boas Práticas de Laboratório (BPL) para garantir a legitimidade das operações. No quadro a seguir, são exemplificadas algumas atitudes a serem seguidas.

O que fazer	Como fazer
Registrar todas as análises, incluindo seus respectivos cálculos.	Matérias-primas e produtos devem possuir um laudo analítico em que constem os resultados referentes aos lotes produzidos.
Registros	Estes documentos são propriedades oficiais e devem ser tratados com toda seriedade. Devem ser corretamente preenchidos e não podem estar rasurados. Registros feitos a lápis não são válidos. As anotações devem ser feitas a caneta (preta ou azul). Utilizar a cor vermelha somente para reprovações.
Rasuras	Jamais utilizar corretivo ou rasurar os dados para apagar um erro. Sempre que um erro acontecer, simplesmente faça um traço em cima do valor errado e transcreva o correto ao lado, rubricando e datando, sempre que possível justificar o erro.
Verificação de equipamentos	Antes de utilizar um equipamento, certificar-se de que esteja calibrado, através dos registros diários.
Identificação	Todos os materiais, gavetas, reagentes, soluções e amostras devem estar devidamente identificados por meio de etiquetas.
Soluções e reagentes	Devem estar devidamente armazenados de forma que evitem reações entre eles. Identificados com etiquetas que constem, no mínimo: nome, concentração, data de preparação, data de abertura, data de validade, lote, nome do preparador, instruções de manuseio e armazenamento. Retirar sempre os vencidos.
Postura profissional e EPI's	Os profissionais desta área devem saber dos riscos que correm e cumprir todas as normas de BPF e BPL. O uso de adornos não é permitido. Uma vez na bancada, o analista deve utilizar óculos de segurança, touca, avental e luvas quando o material manipulado oferecer riscos de ferimento em contato com a pele.

    O Controle de Qualidade é a parte das BPF responsável pela amostragem, especificação, organização, documentação e procedimentos de liberação que asseguram que testes necessários e relevantes sejam executados e que os insumos não sejam liberados para uso nem os produtos liberados para venda até que sua qualidade tenha sido julgada satisfatória. O controle de qualidade não está limitado às operações de laboratório, mas deve envolver-se em todas as decisões que possam afetar a qualidade do produto.

A independência do controle de qualidade da produção é considerada fundamental para uma satisfatória operação do Controle de Qualidade.

O Controle de Qualidade deve manter as amostras de referências de matérias-primas e produto acabado, garantir a correta identificação dos recipientes dos insumos e produtos, e garantir o monitoramento da estabilidade dos produtos.

A avaliação dos produtos acabados deve abranger todos os fatores relevantes, incluindo condições de produção, resultados de testes durante o processo, uma revisão na documentação de fabricação (incluindo embalagem), concordância com as especificações do produto acabado, exame da embalagem final, controle de insumos (matéria-prima/embalagem) no início do processo de fabricação e controle final dos produtos acabados. Essa avaliação é feita por meio de amostragem dos insumos, comparando os itens amostrados com as especificações técnicas, aprovando ou reprovando os itens.

Para que o trabalho do controle de qualidade seja eficiente, é necessário que tenha os seguintes itens:

- Especificações técnicas.
- Métodos de amostragem.
- Métodos de controle.
- Limites de aceitação.
- Decisão clara indicando: aprovado, rejeitado, pendente.

Qualquer sistema de registro do controle de qualidade pode ser utilizado, desde que os documentos possam ser consultados rapidamente e encontrem-se em boas condições. As amostras de referência das matérias-primas utilizadas em quantidade suficiente por lote devem ser guardadas em uma área de acesso restrito – de modo que possam ser consultadas em caso de mudança de fornecedores –, assim como amostras de referência do produto acabado, seguindo os mesmos critérios.

O Controle de Qualidade executa:

a) **Amostragem** de matérias-primas, material de embalagem, granel, produto acabado, e tem o poder de aprovar/reprovar insumos e produto acabado. Utiliza padrões pré-aprovados para matéria-prima e produto acabado, que devem ser revisados e/ou substituídos após um período determinado em procedimento. Recomenda-se a troca de padrões a cada seis meses, evitando-se alterações derivadas de incidência de luz e manuseio, entre outros.

b) **Controle de embalagem**. Considera-se embalagem tudo aquilo que é utilizado para:

- Acondicionar (frasco, pote, estojo, bisnaga, entre outros).
- Proteger (cartucho, berço, entre outros).
- Informar (bula, rótulo, folheto, entre outros).
- Vedar (tampa, batoque, disco, entre outros).
- Facilitar o uso (válvula, tampa).

Quando se fala em inspeção de embalagem, dois tipos de análises devem ser realizadas:

- **Variáveis** – inspeções que precisam de medições. Se os resultados estão dentro da tolerância prevista na especificação técnica, o lote inspecionado está aprovado; caso esteja fora, reprovado. Exemplo: o dimensional da embalagem (diâmetro, altura, largura, espessura, peso, volume).
- **Atributos** – inspeções para detectar defeitos considerados subjetivos; os mais difíceis de interpretar, porque dependem de acuidade visual e de muito bom senso, por isso é comum os fornecedores contestarem a reprovação. Estão nesta classificação: variação de cor, manchas, bolhas, sujeiras, borrões, entre outros.

Independentemente de inspeção por atributos ou variáveis, é fundamental que a inspeção seja documentada e tenha uma especificação técnica acordada com o fornecedor de embalagem.

Para avaliação e tomada de decisão em relação à quantidade a ser amostrada e ao quanto de defeito pode ser encontrado nesta amostragem, utiliza-se um Nível de Qualidade Aceitável (NQA) definido pela empresa.

NQA é o que define o nível de qualidade que as empresas desejam ter. É determinado pelo tipo de defeito e são números que fazem parte dos planos e tabelas de amostragem (Military Standard 105 D).

Recomenda-se que o fornecedor utilize, no mínimo, o mesmo NQA que seus clientes. Para ajudar na tomada de decisão ao reprovar ou aprovar um lote com alguns defeitos, estes são classificados em três categorias:

- **Crítico** – impede o uso, coloca em risco a saúde do consumidor, deixa de atender à legislação. Exemplo: frasco quebrado, informações ilegíveis.
- **Maior** – denigre a imagem da empresa, provoca problemas na produção. Exemplo: manchas, vazamento, tamanho divergente.
- **Menor** – técnico percebe, porém passa despercebido pelo consumidor. Exemplo: pequenas manchas, cor.

O controle microbiológico de embalagens não é uma prática muito utilizada, porém recomenda-se que, sempre que possível, as embalagens passem por análises para detectar focos de contaminação. Podemos direcionar uma ação mais rigorosa para as embalagens de produtos infantis, produtos para as áreas dos olhos ou produtos que contenham muitos nutrientes e que tenham uma alta susceptibilidade à contaminação microbiológica.

Para evitar uma possível contaminação, deve-se atuar primeiramente no fornecedor, exigindo práticas higiênicas de manuseio e armazenamento, tais como:

- Ao manusear as embalagens, os colaboradores devem utilizar luvas, toucas e máscaras descartáveis.
- A fabricação e manuseio das embalagens devem ser feitas em áreas protegidas de poeiras e insetos.
- O armazenamento nunca deve ser realizado diretamente em caixas de papelão.
- As embalagens devem ser acondicionadas de boca para baixo, evitando a entrada de contaminantes.

c) **Controle de qualidade microbiológico.** Um dos meios de melhores condições para desenvolvimento de micro-organismos são as formulações cosméticas, uma vez que os micro-organismos habitam facilmente o ar e a água, têm ótima afinidade com as matérias-primas, com os equipamentos utilizados nos processos preparatórios e até com as embalagens.

As cargas microbianas altas e presença de patogênicos (causadores de doença) representam um sério problema para os cosméticos.

Os controles microbiológicos quantificam e qualificam os micro-organismos presentes em uma formulação, ambiente fabril, equipamentos, inclusive os patogênicos, para atuar de forma corretiva em casos de contaminação e principalmente de forma preventiva para evitar contaminações durante todo o processo fabril. Os cuidados devem ser com a limpeza e sanitização dos ambientes de produção, o controle da alta umidade relativa do ar, as condições de armazenamento de matérias-primas e das embalagens e, de forma mais incisiva, o tratamento da água, o que eliminaria, assim, os principais focos de propagação. É importante respeitar os limites microbianos.

O consumidor do produto também tem sua quota de responsabilidade no controle microbiológico. A maioria dos produtos desenvolvidos atualmente tem capacidade de suportar e até neutralizar eventuais micro-organismos; como os produtos não são desinfetantes, alguns micro-organismos podem conseguir burlar a segurança projetada contra eles, por isso os cuidados com os cosméticos devem ser muito intensos e em conjunto empresa e consumidor.

O Controle de Qualidade deve guardar as seguintes amostras de retenção:

a) Matérias-primas – a amostra de matéria-prima deve ser retida até seu vencimento, em quantidade mínima de duas vezes a quantidade necessária para realizar todas as análises descritas na sua especificação. Para garantir sua rastreabilidade, as amostras devem ser identificadas com as seguintes informações:

- Nome ou código da matéria-prima.
- Lote, fabricante, validade.
- Data da amostragem.
- Assinatura do colaborador que efetuou a amostragem.

b) Embalagem – recomenda-se guardar uma quantidade de amostras até sua utilização no processo de envase.

c) Produto acabado – recomenda-se guardar no mínimo três amostras do produto envasado em sua embalagem original, sendo uma do início, uma do meio e uma do fim do processo, desta forma fica garantida a rastreabilidade da homogeneização do lote. Essas amostras devem ser identificadas com as seguintes informações:

- Lote.
- Validade.
- Data de envase.
- Etapa do processo (início, meio, fim).

No caso de análise fiscal, uma dessas amostras poderá ser solicitada pelo órgão fiscalizador; outra poderá ser utilizada para acompanhamento de *Shelf Life* (teste de prateleira), e a última deve ser mantida inviolada, como contraprova em casos de denúncias ou ocorrências graves.

19
CONDUTAS SEGURAS NO LABORATÓRIO

Os profissionais que exercem funções em laboratório devem buscar as melhores condições possíveis de trabalho, para diminuir os riscos e prolongar sua expectativa de uma vida longa e saudável. Deve haver as melhores condições possíveis no laboratório quanto a ventilação, iluminação, circulação, ruído, instalações elétricas e hidráulicas, equipamentos de proteção adequada.

No *layout* de laboratórios seguros são considerados os seguintes pontos:

- A localização em relação à produção, para facilitar o recebimento de amostras e o envio de resultados.
- O posicionamento da exaustão de gases das capelas no telhado, porque as correntes de ar poderão conduzi-los para as janelas dos prédios administrativos. As capelas não devem ficar posicionadas em rotas de circulação, pois são locais passíveis de acidentes.
- Os corredores, com um mínimo de 1,5 m de largura para evitar colisões com colaboradores levando vidraria e amostras.
- As portas, sempre duas ou mais abrindo para o lado de fora, dotadas de visor.
- O piso, antiderrapante, lavável, com o mínimo de juntas e não deve sofrer ataques dos produtos que serão manuseados.
- Extintores de incêndio, chave geral elétrica, chuveiros, lava-olhos, mantas de proteção. Todos devem ser de fácil acesso e com sina-

lizações perfeitamente visíveis; o colaborador deve estar a menos de 25 m e no máximo atravessar uma porta para chegar ao local onde estão esses equipamentos. Os chuveiros e lava-olhos devem ser acionados pelo menos uma vez ao dia para garantir perfeito funcionamento e sua localização deve ser estratégica e de fácil acesso.
- As chaves elétricas devem desligar parcialmente as bancadas, sem desligar totalmente o sistema de iluminação do laboratório.
- Devem existir locais para a lavagem das mãos com sabonete ou detergentes apropriados e toalhas de papel descartável.

19.1 Vestimentas e alimentos em laboratórios

Recomenda-se usar roupas com cobertura máxima do corpo de acordo com o nível de risco ao qual o colaborador esteja exposto. Não é permitido o uso de bermudas, saia, sandálias e chinelos. A proteção mínima no laboratório consiste em usar calças compridas, camisa ou camiseta, meias e sapato fechado. Aventais e luvas utilizados no laboratório não devem ser usados nas áreas de café, sala de treinamento ou de reuniões.

Não consumir alimentos e bebidas para evitar o risco de ingestão acidental de alimentos com materiais tóxicos. Não utilizar as estufas para aquecer alimentos.

19.2 Operação em capelas

Por razões de segurança, deve-se evitar trabalhar sozinho no laboratório.

Não é permitido que pessoas não autorizadas utilizem os reagentes químicos ou equipamentos do laboratório.

Os acessos aos equipamentos e às saídas de emergência nunca devem estar bloqueados.

Não aquecer líquidos inflamáveis em chama de bico de Bunsen e, antes de acendê-lo, verificar se não há vazamento de gás.

Não conectar vários aparelhos a uma mesma tomada.

Análises com líquidos inflamáveis voláteis devem ser realizadas em capelas com sistema elétrico à prova de explosão.

O aquecimento de líquidos voláteis deve ser feito em banho-maria ou em balões com mantas aquecedoras com perfeito estado de conservação.

Nunca armazenar líquidos voláteis inflamáveis em refrigeradores domésticos porque o sistema elétrico de partida produz faíscas.

Não deixar frascos abertos ou recipientes com produtos contaminados ou inflamáveis próximos a aquecedores elétricos.

Conservar os cabelos sempre presos ao realizar qualquer análise no laboratório. Nunca usar sandálias, sempre sapato fechado e baixo.

Consultar as fichas de segurança para descarte de qualquer produto a fim de que seja feito corretamente.

Antes de executar uma reação desconhecida fazer uma em menor escala na capela.

Não colocar na bancada bolsas, agasalhos ou qualquer outro material estranho ao trabalho.

Não utilizar a capela para armazenar substâncias químicas.

Utilizar sempre recipientes separados para lixo e vidros quebrados.

Nunca abrir um recipiente de reagente antes de ler o rótulo.

Verificar sempre se as ligações e conexões estão seguras antes de iniciar uma reação química.

Não testar um produto pelo odor e não dirigir a abertura de tubos de ensaio ou frascos contra si ou outros.

Todos os equipamentos de emergência devem ser verificados periodicamente; lava-olhos e chuveiros devem ser inspecionados mensalmente. Um registro de inspeção deve ser colocado numa etiqueta afixada ao equipamento.

Verificar se os sistemas de exaustão e iluminação estão ligados e em perfeitas condições.

Remover frascos, amostras e vidrarias desnecessários ao trabalho, principalmente produtos inflamáveis.

Manter a janela com a menor abertura possível para garantir condições seguras de trabalho.

Ao terminar o trabalho, manter a capela limpa e deixar o exaustor funcionando por mais 10 minutos, desligar os instrumentos, aquecedores elétricos, pontos de água, gases entre outros.

Executar as operações de evaporação em capela com monitoramento constante para que no final do processo se evite que o recipiente fique trincado.

A capela não deve ser utilizada como local de estoque de reagentes, pois pode interferir no fluxo de ar e provocar riscos adicionais às reações e processos efetuados no seu interior. As capelas devem ser deixadas em funcionamento continuamente durante o manuseio em seu interior.

Os equipamentos e reagentes devem ser colocados pelo menos a 15 cm de distância da janela da capela, isso evita a turbulência durante o manuseio e a perda de vapores tóxicos para o laboratório.

Os equipamentos utilizados em capela devem ser aparelhados com condensadores, traps ou sugadores para conter e coletar os solventes de descarte e os vapores tóxicos.

19.3 Cuidados para o uso de cadinhos/fornos muflas

Utilizar luva de cano longo, óculos de proteção, pinça adequada para transportar cadinho. Retirar o cadinho e deixar em resfriamento, não colocá-lo em superfícies de mármore, granito, madeira e plásticos. Levar o cadinho para a estufa de secagem a 105 °C e depois transferi-lo para o dessecador até alcançar a temperatura ambiente.

19.4 Montagem de aparelhos de vidros e colocação de rolhas

Não submeter o vidro à força excessiva, como não tem flexibilidade pode quebrar. Utilizar sempre óculos de proteção, luvas e, para maior proteção, envolver o tubo em tecido antes de inserir-lhe rolha. Para eliminar cantos vivos do vidro, submetê-lo à chama na parte superior do bico de Bunsen e lubrificá-lo com água ou óleo mineral antes de inserir-lhe a rolha.

Manter o alinhamento na montagem da vidraria dos tubos de conexão entre diversos frascos de reação utilizando pinças com dedos revestidos de PVC, em bom estado de conservação; não submeter as vidrarias a apertos excessivos, pois podem quebrar após serem aquecidas. Vidraria danificada ou quebrada deve ser descartada em recipientes de metal etiquetados. Utilizar proteção adequada nas mãos ao manusear vidros quebrados.

Vidraria proveniente de microbiologia deve ser esterilizada em autoclave antes de ser dispensada para coleta em recipientes apropriados.

19.5 Aquecimento de líquidos

Ao aquecer líquidos em bico de Bunsen e recipientes de vidros, sempre usar a tela de amianto. É recomendável aquecer líquidos em chapas de aquecimento elétrico ou banho-maria. A chapa elétrica não deve ultrapassar a temperatura recomendada e o recipiente de vidro a ser aquecido deve ter superfície menor que a da chapa de aquecimento.

19.6 Agitação de líquidos

Agitações devem ser feitas com vidrarias adequadas, utilizando avental, luvas antiderrapantes e óculos de proteção.

19.7 Transporte de vidraria

A maneira correta de transportar grandes frascos é utilizando carrinhos. Os vidros nunca devem ser transportados em contato com o corpo do colaborador.

Vidros de pequenas dimensões podem ser transportados em bandejas com divisórias para evitar colisões; frascos de reagentes ou amostras de dimensões diversas podem ser transportados em bandejas com alças e divisórias para as diferentes dimensões dos frascos.

19.8 Preparo de soluções

É a operação mais executada para titulações e análises em geral. Usar sempre: avental, luvas antiderrapantes, óculos de proteção e executar a operação dentro de capela. Sempre efetuar a dissolução do ácido em água lentamente, promovendo agitação e resfriamento. Nunca despejar a água em cima do ácido. Soluções com reações exotérmicas devem ser preparadas em banho de gelo.

19.9 Pipetagem de soluções

Nunca pipetar soluções e amostras com a boca; usar sempre peras de sucção ou pipetadores automáticos.

19.10 Lavagem de vidraria

Na lavagem de vidrarias, o contato com a água produz vapores tóxicos, por isso é fundamental que o local para lavar seja bem ventilado e a pia de lavagem tenha coifa de captação. O colaborador deve usar sempre: luvas antiderrapantes, óculos e/ou máscara de proteção semifacial.

19.11 Manuseio de reagentes

O Diamante de Hommel é uma figura que auxilia na identificação do risco.

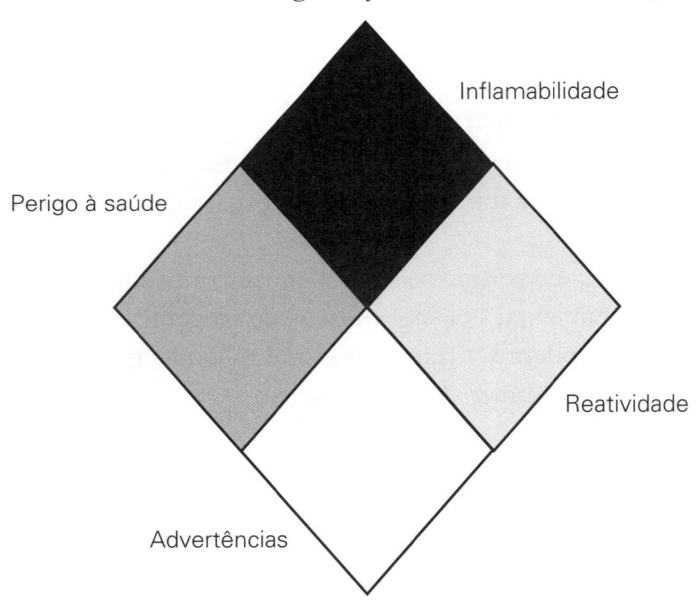

Inflamabilidade
0 – Não inflamável
1 – Acima de 93 °C
2 – Abaixo de 93 °C
3 – Abaixo de 38 °C
4 – Abaixo de 21 °C

Reatividade
0 – Normalmente estável
1 – Instável se aquecido
2 – Mudanças violentas podem ocorrer
3 – Aquecimentos ou impacto podem detonar
4 – Explosivo

Perigos à saúde
0 – Sem perigo
1 – Levemente perigoso
2 – Perigoso
3 – Extremamente perigoso
4 – Mortal

Advertências

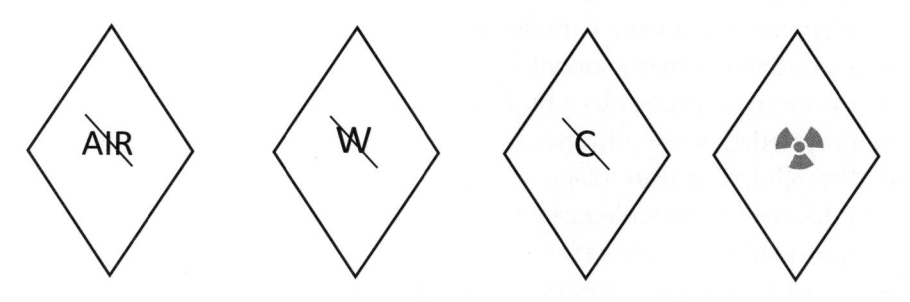

19.12 Classes de incêndio

Os incêndios comuns são classificados em:

- Classe A: combustíveis comuns, como madeira, papel, tecidos e plásticos.
- Classe B: líquidos combustíveis e inflamáveis.
- Classe C: fogo em equipamentos eletrônicos.
- Classe D: metais combustíveis.

Alguns tipos de extintores:

- Extintor de pó seco: utilizado em incêndio das classes ABC.
- Extintor de água pressurizada: utilizado somente em incêndios da classe A. Não usar em materiais carregados eletricamente porque pode resultar em choque elétrico; se usado em líquidos inflamáveis, pode causar espalhamento do fogo.
- Extintor de pó químico seco: utilizado em incêndios provocados por metais combustíveis. Deve-se utilizar o extintor com o pó químico especial para cada material.

Segundo as normas da ABNT a Ficha de Informação de Segurança de Produtos Químicos (FISPQ) deve conter, no mínimo, as seguintes informações:

- Identificação do produto e da empresa.
- Composição e informação sobre os ingredientes.
- Identificação dos perigos.
- Medidas de primeiros socorros.

- Medidas de prevenção e combate a incêndio.
- Medidas de controle para derramamento/vazamento.
- Manuseio e armazenamento.
- Controle de exposição e proteção individual.
- Propriedades físico-químicas.
- Estabilidade e reatividade.
- Informações toxicológicas.
- Informações ecológicas.
- Considerações sobre tratamento e disposição.
- Informações sobre transporte.
- Regulamentações.
- Declaração de origem das informações constantes no documento.

19.13 Armazenamento, transporte e descarte de materiais químicos

A armazenagem deve ser em local amplo, bem ventilado – preferencialmente com exaustão –, com duas saídas, dotado de prateleiras largas e seguras e com instalações elétricas à prova de explosão. Verificar o prazo de validade dos produtos e descartar os vencidos. Estocar os produtos separadamente em famílias, recomenda-se uma distância de 0,5 m a 1 m.

Os corrosivos ácidos e bases devem ficar em armários e prateleiras próximos do chão, com exaustão. Para líquidos voláteis que necessitam armazenagem a baixas temperaturas, utilizar refrigeradores à prova de explosão. Todos os reagentes químicos, solventes e sais utilizados devem ser armazenados de acordo com sua compatibilidade.

Os frascos com soluções ou reagentes devem ser rotulados com nome, data de preparação, validade e quem preparou a solução. As prateleiras devem possuir uma borda, ou algo equivalente, que evite que os frascos escorreguem e caiam.

É aconselhável que reagentes químicos em frasco de vidro ou pesando mais de 500 g não sejam estocados a mais de 2 m do chão. Não estocar reagentes químicos diretamente sob luz solar ou próximo à fonte de calor.

Não estocar reagentes inflamáveis na geladeira porque contém fontes de ignição com a luz aberta de porta e o termostato. Em caso de reagentes derramados acidentalmente, limpá-los de maneira segura.

19.14 Controle de pragas urbanas

É um conjunto de medidas que visa garantir a integridade dos produtos e a segurança dos ambientes de trabalho através de ações preventivas e corretivas. Toda empresa deve possuir um controle de insetos, roedores e outras pragas. Inspeções periódicas devem ser efetuadas por pessoal treinado. Somente é permitido utilizar pesticidas aprovados por órgão público competente. Ao se aplicar pesticidas, devem ser tomadas precauções para evitar contaminação de matérias-primas, materiais de embalagem, produtos em granel, ou equipamentos. Necessária a contratação de empresa especializada e com licença de funcionamento para esta atividade.

19.14.1 Ações e medidas

a) Controles mecânicos
São métodos de controle que vêm auxiliar diretamente na minimização das intervenções químicas, por meio da utilização de equipamentos para prevenção de entrada (barreiras), abrigo (repelência) ou mesmo para captura (armadilhas).

Dentre os recomendados como equipamentos para o controle mecânico de pragas podem ser citados: cortinas de ar, *flex door*, *trap light*, repelentes ultrassom, placas adesivas, armadilhas mecânicas, feromônios sexuais ou de aglutinação.

b) Controles físicos
São medidas adotadas que visam impedir a entrada, o abrigo e a proliferação de pragas dentro de uma unidade com a utilização de recursos físicos como, por exemplo, vedação de frestas, telamento de janelas, instalação correta de painéis e equipamentos, acondicionamento de lixos e perfeita higienização.

c) Conscientização dos recursos humanos
A empresa responsável pelo controle de pragas, por meio de cursos e treinamentos que poderão ser fornecidos para os colaboradores de uma unidade fabril, releva a importância do programa desenvolvido, enfatizando o controle higiênico-educacional e conhecimentos de hábitos das principais pragas urbanas, bem como seu controle.

As técnicas a serem utilizadas nos serviços dependem do tipo de praga a ser controlada e do local a ser empregado. De forma geral, os processos empregados são:

- Desinsetização, que pode ser realizada por meio de pulverização, termonebulização ou polvilhamento.
  Pulverização é a técnica mais comum, utilizada para combater insetos rasteiros, voadores e aracnídeos. Consiste na aspersão de inseticida, sob pressão, em forma de pequenas partículas. O inseticida é aplicado por meio de pulverizador em fendas, frestas, rachaduras ou outros locais que possam servir de abrigo, em pisos que estejam com infestações de pulgas, bem como em outros locais específicos.
  Termonebulização é muito utilizada no combate a insetos voadores e para promover desalojamento de insetos que se encontram em locais inacessíveis por outros tipos de aplicação, como, por exemplo, redes de esgoto e galerias.
  Polvilhamento é uma técnica utilizada para combate a insetos em conduítes, caixas, quadro e painéis elétricos, bem como tubulações de água e esgoto, forros etc. O inseticida em pó, nesse processo, é espalhado através da aplicação com uma polvilhadeira.

- Desratização, em que é utilizada a técnica de iscagem.
  As iscas devem ser distribuídas o mais próximo possível dos caminhos onde os roedores costumam passar. São colocadas dentro de porta-iscas (cápsulas), formando um anel sanitário ao redor da empresa. Em local que haja pouca movimentação de pessoas e ausência de animais podem ser usados porta-iscas em placas, onde a isca fica fixada.
  Dentro das áreas produtivas podem ser usadas placas com cola adesiva (atóxica), que têm a finalidade de capturar o roedor sem uso de raticida. Todos os pontos de iscagem são numerados com etiqueta adesiva.
  As iscas raticidas são distribuídas em pontos estratégicos ao redor das instalações, sempre dentro de caixas específicas (comedouros), a fim de ficarem protegidas das intempéries e do acesso de animais

não alvos, formando um anel sanitário. Quando o local já apresenta infestação na área interna, a colocação de iscas é feita em pontos estratégicos, determinados através de vistoria técnica, em que são detectados vestígios da presença e acesso dos roedores.

d) Medidas profiláticas para inseticidas

Durante a aplicação não devem permanecer no local pessoas desprotegidas ou animais domésticos. Tomar cuidado para que não fiquem expostos alimentos, utensílios de cozinha, plantas ou aquários.

Não fumar durante a aplicação. Evitar contato com a pele e com os olhos, caso isso ocorra, lavar as partes atingidas da pele com água em abundância e sabão, e os olhos com água corrente.

e) Medidas profiláticas para raticidas

As iscas devem ser guardadas ou aplicadas em locais inacessíveis a crianças ou animais domésticos e não próximo a produtos alimentícios ou cosméticos.

20
DOCUMENTAÇÃO

A documentação estabelece as diretrizes da empresa em relação à política de qualidade. A padronização das atividades que executa garante a reprodução dos processos e mensuração dos resultados obtidos em relação às metas propostas. Para organizar e padronizar os parâmetros a serem seguidos pela empresa deve ser gerada uma documentação com linguagem uniforme, clara, para que todos os colaboradores entendam o que está sendo descrito independentemente de atuar na área documentada ou não.

Os principais documentos para garantir um histórico de qualidade eficiente são:

- Manual da qualidade (descreve a política de qualidade da empresa).
- Dossiê dos produtos (histórico do produto, desde a definição da formulação, os testes exigidos pela legislação, até a sua notificação/registro na Anvisa).
- POPs (descrevem as atividades exercidas pela empresa e padronizam a forma de executá-las).
- Arquivo da documentação de todos os lotes produzidos dos produtos (comprovando o controle do processo produtivo).
- Arquivo de reclamações de clientes com as ações corretivas.

O manual da qualidade é o mais importante dos documentos porque descreve toda a política de qualidade da empresa; define, através de organograma, as responsabilidades das atividades exercidas; e compila, de forma sucinta, todas as informações das atividades técnicas e administrativas exercidas na empresa como um todo. É assinado pela diretoria e representante técnico da empresa, demonstrando o comprometimento da alta direção com o sistema de qualidade implantado e endossando a sua continuidade.

20.1 Importância da documentação

Quando se inicia o processo de implantação de qualidade na empresa, é necessário estabelecer os procedimentos documentados conforme as exigências, como, por exemplo, a série ISO 9000. O sucesso de qualquer programa de qualidade depende de um sistema de documentação que planeje e defina como cada atividade na organização é realizada. Um fator interessante quanto à elaboração da documentação é o fato de o trabalho ser realizado por colaboradores envolvidos com o processo, estimulando o trabalho em equipe, permitindo que dúvidas sejam eliminadas e novos métodos desenvolvidos, uniformizando todas as ações pertinentes ao processo. Dessa forma, o trabalho gera comprometimento e as atividades passam a ser realizadas de maneira segura e eficiente.

Os manuais da qualidade, de procedimentos e de instruções de trabalho permitem planejar como será o trabalho. Esse planejamento é posto em prática por meio de toda a documentação relativa à qualidade.

Pode-se checar os resultados do planejamento dos processos pelos registros da qualidade e atuar corretivamente por meio de propostas de novos métodos de trabalho, que serão colocados em prática com as revisões e atualizações dos procedimentos ou mesmo do manual da qualidade, quando necessário.

Por meio da documentação é definido como cada atividade na empresa é realizada. A estrutura para registrar a implantação e continuidade da qualidade é formada pelos seguintes documentos: manual da qualidade; POPs; dossiê de produtos; instrução de trabalho/protocolos; documentação de cada lote produzido; auditorias internas; não conformidades; e registro de devolução de produtos.

20.2 Descrição dos documentos

- Manual da qualidade
Apresenta a política de qualidade e a descrição, na forma de sinopse, das atividades realizadas pela empresa. É o mais importante dos documentos e serve de ferramenta de comunicação sobre a forma de gerenciamento da qualidade tanto internamente quanto com os clientes, auditores, autoridade sanitária e mercado internacional. A elaboração deste documento envolve a participação direta da diretoria da empresa, que define a política de qualidade (difundida e afixada em todos os setores da empresa) e o organograma, que determina as responsabilidades das atividades exercidas.

- POPs
São documentos que detalham as diretrizes contidas no manual da qualidade, indicando como a empresa faz para executar suas atividades rotineiras a fim de cumprir a política básica de qualidade. Na elaboração dos POPs, tem-se a impressão de que é um trabalho inútil, afinal todos já conhecem a sua própria rotina então não haveria necessidade de descrevê-la. Porém a descrição dos passos relativos à execução da atividade passa a retratar fatos antes não percebidos e altamente perniciosos, tais como: duplicação de atividades, falhas de comunicação ou mesmo atividades necessárias ao processo que não estavam sendo realizadas. A descrição das atividades em forma de procedimentos agiliza também possíveis modificações necessárias. Os POPs originais ficam arquivados no setor de garantia de qualidade e as cópias controladas ficam arquivadas nos respectivos setores.

Nas atualizações (no campo denominado alteração, escrever qual foi a alteração efetuada para sempre manter o histórico no documento atualizado), são retirados primeiro os documentos antigos e depois são inseridos os documentos novos. Esse controle de documentação é exercido pelo setor de Garantia de Qualidade.

- Instrução de trabalho/protocolos
  São documentos de nível operacional que detalham a execução das atividades rotineiras; os protocolos são os que comprovam, por meio de registro dos dados, que as atividades foram executadas.

- Registros de qualidade do produto (documentação arquivada lote a lote dos produtos; devolução)
  São documentos produzidos pela própria empresa no exercício de suas atividades e devem ser conservados porque representam o nível de qualidade atingido pela empresa.

- Dossiê de produtos
  É a documentação do nascimento do produto com todos os dados de sua criação, desde lotes pilotos. testes de estabilidade acelerada. segurança. fórmulas quantitativas e qualitativas, texto de rotulagem, até a apresentação do produto para Anvisa (registro/notificação). Esta documentação deve ser arquivada no setor que efetua o registro/notificação do produto na Anvisa.

- Dossiê de lote do produto acabado
  É a forma de controlar todo o processo produtivo (da matéria-prima à embalagem): registro das limpezas efetuadas, controle de pesagem das matérias-primas, fabricação, envase e acondicionamento do produto. Reúne todos os itens utilizados na produção do lote e é muito importante em caso de reclamação e denúncias, porque, para a autoridade sanitária, é a prova de que a empresa controla todos os produtos que são distribuídos para o consumidor.
  Esta documentação deve ser arquivada no Controle de Qualidade, de forma ordenada e de fácil localização em caso de consultas.

- Registro de devolução de produtos

Neste documento são registradas as devoluções. Analisar e promover alterações, quando necessárias, implica atingir a maturidade no sistema de qualidade; com as devoluções aprendemos a prevenir os problemas.

20.3 Logística do uso da documentação

A Garantia da Qualidade controla a emissão e distribuição dos documentos: os originais ficam arquivados neste setor; as cópias são controladas (significa que não podem ser reproduzidas por meio de xerox ou alteradas sem autorização da Garantia da Qualidade). Toda alteração de documentos deve ser informada à Garantia da Qualidade para que esta efetue a alteração e substitua o documento antigo. A documentação não deve ficar jogada, ser amassada, rasurada ou borrada; utilizar corretor (branquinho) em casos de erros é considerado uma prática de fraude pela autoridade sanitária.

Os registros efetuados nas documentações devem ser legíveis, afinal, em casos de denúncias, essa documentação é a garantia da empresa. Nunca devem ser preenchidos com caneta vermelha, pois essa cor é utilizada como reprovado e não para controlar processos.

A documentação deve ser arquivada de forma organizada e com numeração sequencial para facilitar sua localização quando solicitada pela autoridade sanitária. A documentação arquivada deve estar completa, não devem faltar etiquetas, assinaturas, datas. Documentação precária não prova nada, apenas confirma que a empresa não tem controle das atividades que exerce.

O comprometimento e respeito ao manusear a documentação é responsabilidade de todo os níveis hierárquicos; a empresa que não cuida da sua documentação está fora do jogo competitivo do mercado globalizado, porque não consegue comprovar que domina e controla as atividades e produtos que distribui no mercado. Por meio dos registros de qualidade pode-se atuar mais de forma preventiva do que corretiva, e o intuito de gerar documentação é garantir a presença contínua de qualidade em todas as atividades exercidas dentro da empresa. Documentar não é burocratizar ou emperrar atividades, é promover a evolução e segurança das atividades exercidas dentro da empresa, de forma transparente e com linguagem uniforme. O prazo para arquivar documentos referentes aos produtos deve ser determinado pela empresa, mas recomenda-se que não seja inferior a cinco anos.

20.4 Benefícios da documentação

A uniformização na execução das atividades do dia a dia, mesmo que as pessoas responsáveis sejam promovidas para outros cargos, facilita o treinamento de novos colaboradores e a reciclagem dos colaboradores experientes; direciona a empresa nas etapas necessárias para elucidar os problemas de forma eficaz; indica como localizar problemas; estabelece plano de ação; verifica o cumprimento do plano de ação; padroniza e treina para prevenir. O controle da documentação garante: segurança na qualidade do produto; segurança no desvio do produto; e que o produto chegue ao cliente com qualidade comprovada.

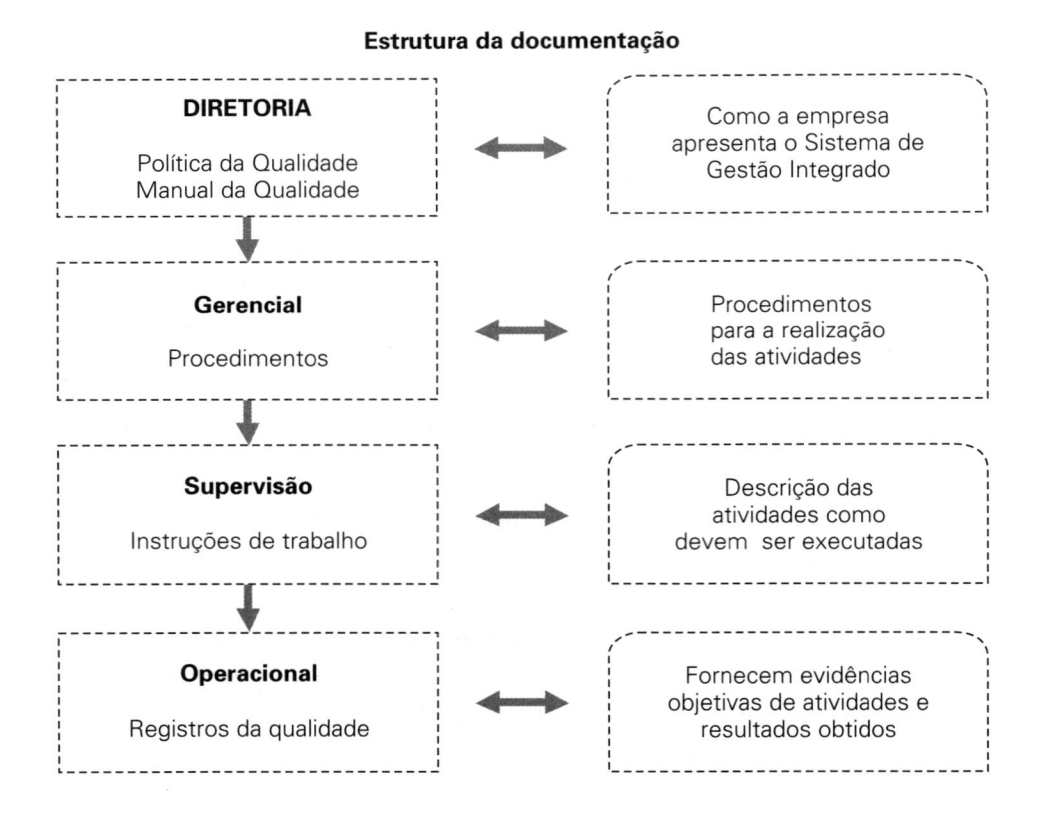

Estrutura da documentação

DIRETORIA Política da Qualidade Manual da Qualidade	⇄	Como a empresa apresenta o Sistema de Gestão Integrado
Gerencial Procedimentos	⇄	Procedimentos para a realização das atividades
Supervisão Instruções de trabalho	⇄	Descrição das atividades como devem ser executadas
Operacional Registros da qualidade	⇄	Fornecem evidências objetivas de atividades e resultados obtidos

21
TÉCNICAS PARA AVALIAR NÃO CONFORMIDADES

21.1 Fluxograma

O fluxograma é uma representação gráfica que mostra todos os passos de um processo. Ele apresenta uma excelente visão do processo e pode ser uma ferramenta útil para verificar como os vários passos do processo estão relacionados entre si. O fluxograma utiliza símbolos reconhecíveis facilmente para representar cada etapa do processo.

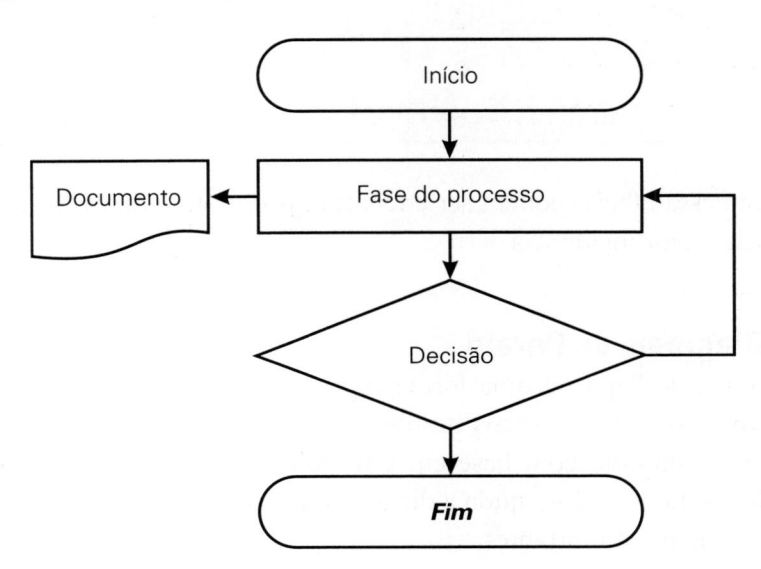

Pelo estudo dos fluxos podem ser descobertos eventuais lapsos, que são potenciais fonte de problemas.

21.2 Folha de verificação

A folha de verificação é uma ferramenta de fácil compreensão, usada para responder à pergunta "Com que frequência certos eventos acontecem?". Ela inicia o processo transformando opiniões em fatos. A construção da folha de verificação envolve as seguintes etapas: estabelecer exatamente que evento está sendo estudado; definir o período em que está sendo estudado. Todos devem observar a mesma coisa. Construir um formulário claro e de fácil manuseio, certificando-se de que todas as colunas estão claramente tituladas e que há espaço suficiente para registro de dados. Coletar os dados consistentes e honestamente. Certificar-se de haver tempo para a tarefa de coleta de dados.

Exemplo: Motivo de desentendimento

Motivo	Dia					Total
	segunda	terça	quarta	quinta	sexta	
Dinheiro	4	2	1	4	6	17
Lazer	2	2	2	2	2	10
Crianças	4	2	5	1	4	16
Total	10	6	8	7	12	43

Com essa tabela, podem ser encontrados o motivo de maior discussão e o dia de maior incidência.

21.3 Diagrama de Pareto

O diagrama de Pareto é uma forma especial do gráfico de barras verticais que permite determinar quais problemas resolver e qual a prioridade. Esse diagrama, elaborado com base em uma folha de verificação ou em outra fonte de coleta de dados, ajuda a dirigir a atenção e esforços para problemas verdadeiramente importantes.

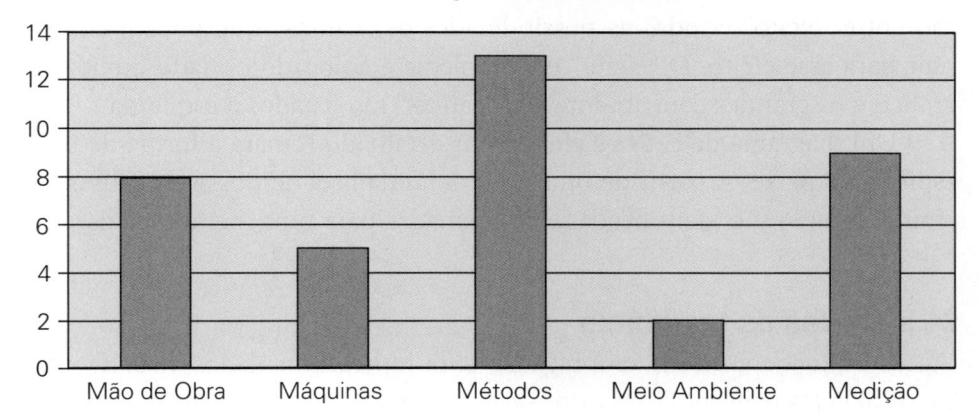

Pareto – Determinação da Maior Incidência

[Gráfico de barras: Mão de Obra = 8; Máquinas = 5; Métodos = 13; Meio Ambiente = 2; Medição = 9]

Alguns exemplos para o uso do diagrama de Pareto:

- Reclamações de clientes.
- Custo para atender reclamações.
- Número de defeitos.
- Componentes com defeitos.
- Causa principal dos efeitos.

21.4 Diagrama de causa e efeito (espinha de peixe ou Ishikawa)

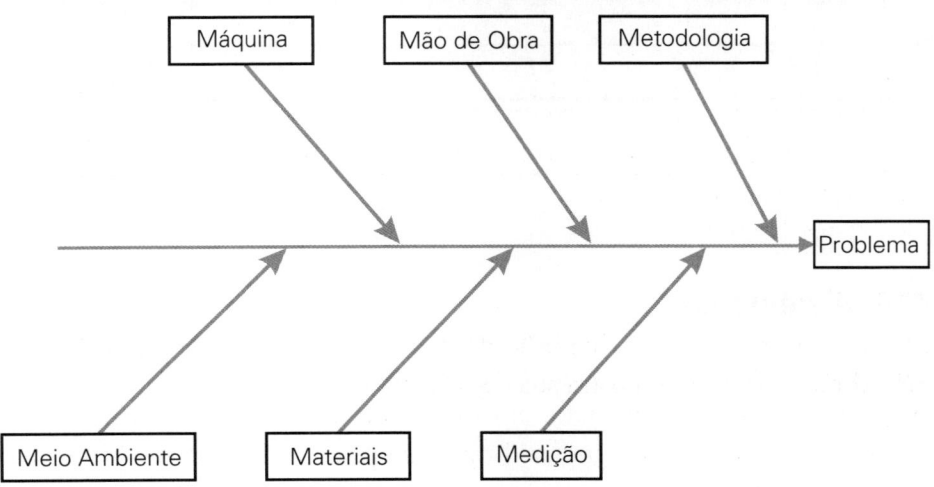

[Diagrama espinha de peixe com ramos: Máquina, Mão de Obra, Metodologia (acima); Meio Ambiente, Materiais, Medição (abaixo); convergindo para "Problema".]

O diagrama de causa e efeito foi desenvolvido para representar a relação entre "efeito" e todas as possibilidades de "causas" que podem contribuir para esse efeito. O "efeito" ou problema é colocado no lado direito do gráfico e os grandes contribuintes ou "causas" são listados à esquerda.

Um diagrama de causa e efeito bem detalhado tomará a forma de uma espinha de peixe. A partir de uma bem definida lista de possíveis causas, as mais prováveis são identificadas e selecionadas para uma melhor análise.

21.5 Cartas de tendência

Cartas de tendências são empregadas para representar dados visualmente. São utilizadas para monitorar um sistema, a fim de se observar ao longo do tempo a existência de alterações na média esperada.

São ferramentas simples de construir e utilizar. Os pontos são marcados no gráfico à medida que estejam disponíveis. É comum a sua utilização em ocorrências tais como: paradas de máquina, produção, refugo, erros de tipografia ou produtividade, uma vez que variam com o tempo.

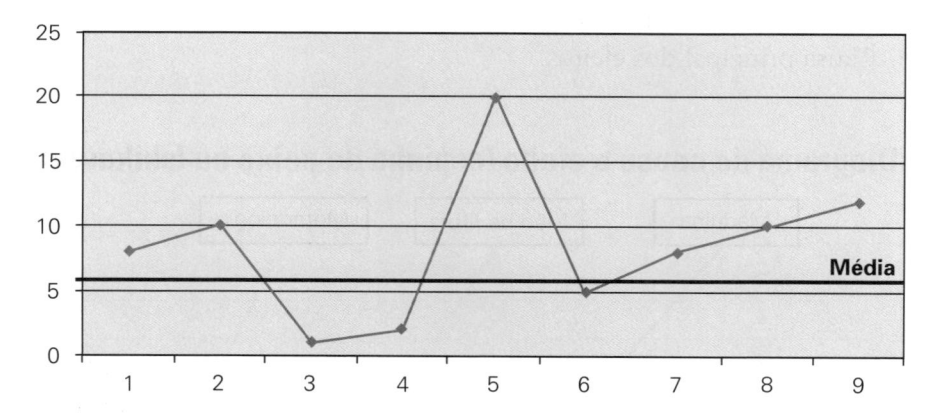

21.6 Histograma

Um histograma envolve a medição de dados como, por exemplo, temperatura, dimensões etc., e mostra sua distribuição.

Histograma

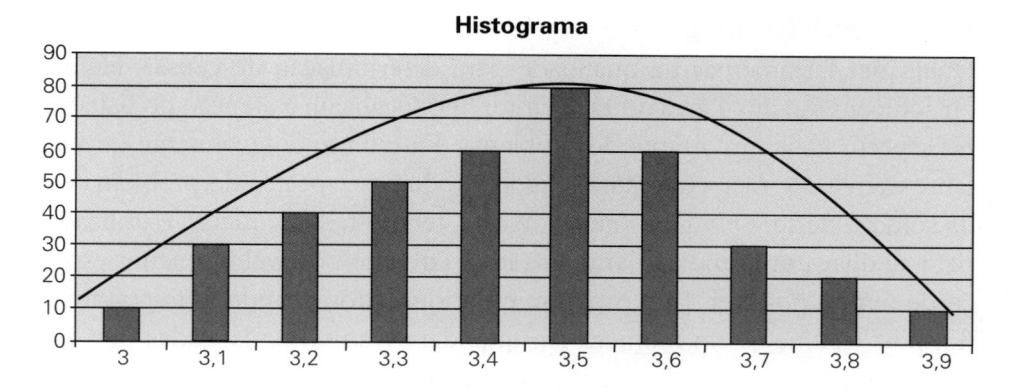

21.7 Carta de controle

A carta de controle é simplesmente um gráfico de acompanhamento com uma linha superior (limite superior de controle) e uma linha inferior (limite inferior de controle) em cada lado da linha média do processo, todos estatisticamente determinados. Esses limites são determinados considerando-se a operação normal do processo, coletando-se amostras e aplicando a média das amostras na fórmula apropriada. A flutuação dos pontos dentro dos limites de controle resulta da variação intrínseca ao processo. Isso ocorre a causas comuns dentro do sistema (exemplo: projeto, equipamento, manutenção preventiva) e somente pode ser alterado por uma mudança no próprio sistema.

Eventualmente, pontos caem fora dos limites de controle e refletem causas especiais (exemplo: erro humano, acidentes). Essas causas devem ser eliminadas antes de serem utilizadas as cartas de controle como ferramenta de monitoração.

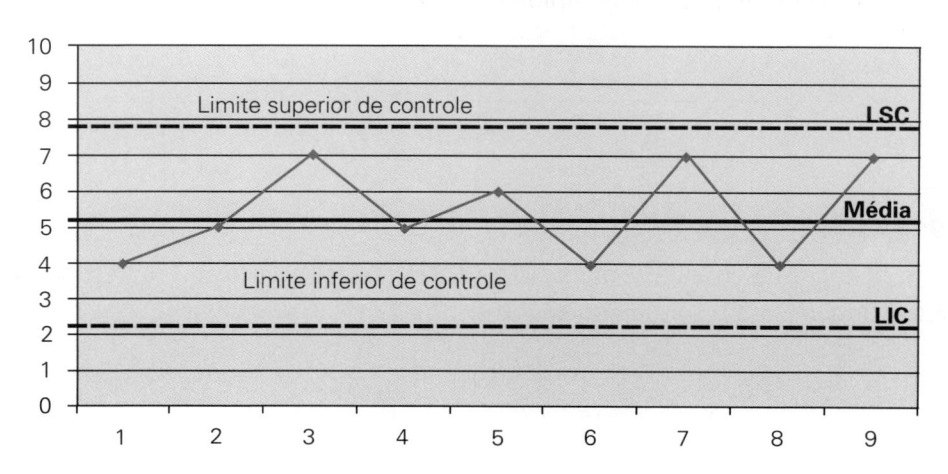

21.8 Brainstorming

Quaisquer ferramentas da qualidade para determinação de causas, efeitos ou soluções são auxiliares do raciocínio. Elas focalizam a atenção do usuário no aspecto mais importante do problema. Entretanto, é igualmente importante exercitar o raciocínio para englobar todos os aspectos do problema ou da solução deste. O *brainstorming*, ou seja, tempestade de ideias, é utilizado para auxiliar um grupo a criar tantas ideias quanto possível no menor espaço de tempo possível. Este processo é enriquecedor quando bem conduzido, pois resume-se em reuniões em que ideias vão sendo lançadas por um grupo multissetorial e, no primeiro momento, não se leva em conta a relevância da ideia; toda ideia, por mais absurda que pareça, deve ser registrada e discutida posteriormente. Esse tipo de atitude deixa as pessoas livres de preconceitos para falar o que pensam, sem medo. Com certeza muita coisa interessante aparecerá.

Regras gerais para um *brainstorming*:

- Nunca criticar ideias.
- Escrever num *flip-chart* ou quadro todas as ideias. A exposição das ideias a todos, ao mesmo tempo, evita mal-entendidos e serve de estímulo para novas ideias.
- Todos devem concordar com a questão ou ela deve ser repensada. Reescrever a nova redação.
- Escrever as palavras do participante, não interpretar.

Fazer um *brainstorming* rápido: 5 a 15 minutos são suficientes.

22
BOAS PRÁTICAS NA EXPEDIÇÃO E DISTRIBUIÇÃO DOS PRODUTOS

Todos os materiais devem ser armazenados acima do piso, em paletes, estantes ou outros métodos aceitáveis, tomando-se cuidado para mantê-los também afastados das paredes. A temperatura das áreas deve ser controlada e registrada, para que não afete a qualidade dos produtos durante a estocagem.

A preservação dos produtos deve ser maximizada através do uso do sistema PEPS ou FEFO (Primeiro a expirar, Primeiro a sair). A empresa deve possuir um sistema de controle das datas de validade dos produtos, devendo ser segregados aqueles que estiverem vencidos. O sistema pode ser informatizado ou visual, desde que comprovada sua eficiência.

Os produtos acabados que necessitem de teste microbiológico não devem ser liberados para distribuição sem a aprovação do Controle Microbiológico de Qualidade e devem permanecer em quarentena (física ou sistema informatizado) até que sejam liberados.

Produtos vencidos e/ou reprovados devem permanecer em área de rejeitados e devidamente identificados até que sejam tomadas as ações de destruição. Essa área deve ser fisicamente segregada, identificada e com acesso restrito.

Recomenda-se incluir, na nota fiscal de expedição, os respectivos lotes dos produtos, para garantir a rastreabilidade no caso de um possível recolhimento. O transporte de cosméticos deve ser feito por meio de veículos fechados (exemplo: caminhão-baú). Aconselha-se trabalhar com empresas transportadoras licenciadas para transporte de cosméticos. Devem-se verificar as condições internas do caminhão antes de carregar o veículo e, se for necessário, tomar ações para limpeza interna.

22.1 Identificações

Todo material recebido e armazenado deve possuir uma etiqueta interna da empresa em que constem os dados mínimos para identificação e rastreabilidade do material, tais como nome, código interno, lote interno, data de validade, data de recebimento, quantidade do recipiente, fornecedor, nota fiscal.

Mesmo que a empresa possua um sistema informatizado efetivo, recomenda-se a identificação física. O controle visual é peça fundamental para evitar confusões.

Como procedimento habitual, costuma-se utilizar o padrão abaixo como forma de identificação.

| APROVADO | QUARENTENA | REPROVADO |

# 23
BOAS PRÁTICAS AMBIENTAIS

23.1 Lixo

A empresa que se preocupa em aumentar a sua produção sem causar danos ao meio ambiente implanta educação ambiental (praticando coleta seletiva, tratamento de efluentes industriais e de resíduos sólidos).

A empresa educa seus colaboradores com conscientização da responsabilidade de cada um com o meio ambiente, não só no local de trabalho, mas nas atitudes do dia a dia.

Um cidadão que pratica coleta seletiva dificilmente joga lixo nas vias públicas, nas estradas e nos parques; cidadão limpo é cidadão desenvolvido e preocupado com o futuro do planeta.

Lixo é tudo aquilo que não serve mais e é jogado fora. Os dicionários de língua portuguesa definem a palavra lixo como: coisas inúteis, imprestáveis, sem valor.

Recipientes de lixo, carrinhos e caixas reservatórias devem ser limpos periodicamente e adequadamente construídos. Devem ser providos de tampas, precisam ser claramente identificados e mantidos em boas condições e o lixo deve ser removido regularmente.

Nas áreas produtivas recomenda-se a utilização de lixeiras com acionamento por pedal para evitar a contaminação dos operadores. Devem ser removidas em condições sanitárias a fim de evitar acúmulos.

A limpeza das áreas de depósito de lixo deve obedecer uma programação determinada pela própria empresa e deve incluir os pisos, paredes e equipamentos.

A empresa geradora de resíduos precisa ter um contrato com empresas cadastradas no órgão ambiental e cadastro na prefeitura para obter um Certificado de Aprovação para Destinação de Resíduos Industriais (Cadri) para transporte e destinação final de aterros sanitários do lixo (orgânico, varrição, papel de escritório e sanitários).

23.2 Efluentes

Efluentes líquidos são provenientes das lavagens e limpezas de equipamentos e utensílios do processo produtivo.

Os cosméticos são produzidos em pequenas quantidades em razão da diversidade de produtos e o número de lavagem e sanitização de equipamentos é grande, o que gera um alto volume de efluentes. A composição dos efluentes está relacionada com óleos e graxas, principalmente, sulfetos, provenientes de tinturas, e outros.

Um sistema de tratamento de efluente deve levar em consideração:

- Volume de lodo gerado.
- Consumo de energia elétrica.
- Custo operacional relacionado aos produtos químicos utilizados no tratamento.
- Custos de manutenção do sistema de tratamento.
- Área disponível e tipo de tecnologia utilizada.

Caso a empresa não tenha condições de construir sua própria estação de tratamento, o efluente líquido deve ser armazenado de forma adequada e destinado para tratamento externo, por empresa credenciada pelo órgão ambiental.

23.3 Resíduos sólidos

A produção de cosméticos gera resíduos em diversas operações, tais como: sobras de produtos, produtos fora de especificação ou prazo de validade vencido, lodos gerados no sistema de tratamento de efluentes.

Os resíduos são classificados pelos critérios da Norma ABNT-NBR 10004/2004 e de acordo com a classificação são adotados os procedimentos adequados relativos às condições de acondicionamento, armazenamento e disposição.

Os resíduos devem ser enviados a unidades regularizadas de tratamento ou disposição, como incineradores e aterros sanitários, mediante análise e autorização prévia do órgão ambiental competente.

O lodo gerado pelo processo de tratamento de efluentes deve ser enviado para destinação final adequada.

Antes de serem enviados para destinação final adequada, os resíduos passam por um tratamento, que consiste em:

- Adensamento (redução de umidade).
- Estabilização (remoção da matéria orgânica).
- Condicionamento (preparação para desidratação).
- Desidratação (redução de umidade).
- Caracterização/classificação.
- Disposição final.

23.4 Coleta seletiva

É um sistema de recolhimento de materiais recicláveis, tais como papéis, plásticos, vidros, metais e orgânicos, previamente separados na fonte geradora. Esses materiais são vendidos às indústrias recicladoras. O sucesso da coleta seletiva está diretamente associado à sensibilização e conscientização de todos os colaboradores para participar de forma ativa, jogando o lixo no local indicado para evitar misturas.

A coleta seletiva é considerada uma solução para o problema do lixo, porque os materiais recicláveis podem ser separados dos não recicláveis e, assim, uma parte do lixo pode ser reaproveitada, deixando de se tornar uma fonte de degradação para o meio ambiente e tornando-se uma solução econômica e social ao gerar empregos e lucros.

O termo reciclagem, no Brasil, surgiu na década de 1970 quando as preocupações ambientais passaram a ser tratadas com maior rigor. Reciclagem é um conjunto de técnicas que tem por finalidade aproveitar os detritos e reutilizá-los no ciclo de produção de que saíram. É o resultado de uma série de atividades pelas quais materiais que se tornariam lixo são separados e processados para serem usados como matéria-prima na manufatura de novos produtos. Em relação ao lixo temos: 88% destinados para aterro sanitário, 3% para usinas de compostagem e apenas 2% de todo o lixo do Brasil são direcionados para reciclagem.

23.4.1 Vantagens de reciclar

Cada 50 quilos de papel usado transformado em papel novo evita que uma árvore seja cortada. Pense na quantidade de papel jogado fora e quantas árvores poderiam ser preservadas. Cada 50 quilos de alumínio usado e reciclado evita que sejam extraídos do solo cerca de 5 mil quilos de minério e bauxita. Com 1 quilo de vidro quebrado, faz-se exatamente um quilo de vidro novo, e a grande vantagem do vidro é que ele pode ser reciclado infinitas vezes.

A reciclagem melhora a limpeza da cidade, pois o morador que adquire o hábito de separar o lixo dificilmente suja as vias públicas, e ainda dá oportunidade aos cidadãos de preservar a natureza de uma forma concreta, tendo mais responsabilidade com o lixo que geram.

Tabela de cores para coleta seletiva de acordo com o CONAMA*

Cores	Materiais
Azul	Papéis
Vermelho	Plásticos
Verde	Vidros
Amarelo	Metais
Preto	Madeiras
Laranja	Resíduos perigosos
Branco	Resíduos ambulatoriais e serviço de saúde
Roxo	Resíduos radioativos
Marrom	Resíduos orgânicos
Cinza	Resíduos gerais não recicláveis

*Conselho Nacional de Meio Ambiente

Tempo de decomposição de alguns resíduos

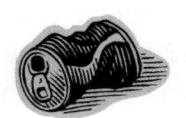

Lata
Mais de 100 anos

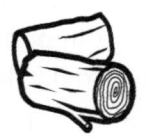

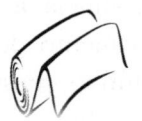

Papel
3 a 6 meses

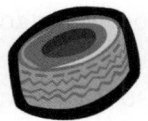

Madeira
13 anos

Pneu
Tempo Indeterminado

23.4.2 Dicas de como implantar a coleta seletiva

Um plano de conscientização em educação ambiental implantado na empresa em conjunto com os setores de garantia da qualidade, recursos humanos, colaboradores terceirizados que efetuam a limpeza e o nível gerencial, além do apoio da alta direção, são fundamentais para o sucesso da implantação e manutenção da coleta seletiva.

As etapas sugeridas para implantação da coleta seletiva são:

- Afixação de cartazes informativos salientando os benefícios da prática de coleta seletiva em pontos estratégicos (perto do local de entrada e saída dos colaboradores, refeitório, recepção da empresa e na entrada dos locais de trabalho).
- Formação de um comitê de implantação de coleta seletiva (colaboradores da qualidade, recursos humanos, gerente administrativo, gerente de produção).
- Solicitação de compra dos recipientes nas cores apropriadas e escolha dos locais para colocar os recipientes.
- Afixação de cartazes nos locais onde se encontram os recipientes informando o que pode ser reciclado e o que não deve ser reciclado.
- Treinamento dos colaboradores que efetuam a limpeza/coleta do lixo da empresa, com foco na necessidade da segregação e da desti-

nação correta para cada recipiente conforme a cor indicada; frisar a importância de não misturar lixo orgânico com lixo reciclado.
- Treinamento dos colaboradores de nível gerencial administrativo, produtivo, prestador de serviço, com foco na importância de orientar e cobrar dos subordinados a adesão ao projeto de forma consciente e disciplinada.
- Treinamento dos colaboradores operacionais administrativos, produtivos e prestadores de serviço, com foco na importância da mudança de atitude em relação à segregação correta do lixo para o sucesso do programa, podendo premiar os setores que colaborarem mais.

O comitê de coleta seletiva deve trabalhar em conjunto com os colaboradores que efetuam a coleta do lixo para verificar o grau de assimilação do programa implantado e onde está sendo a maior resistência para a continuidade do programa; além de aditar esporadicamente os locais de coleta seletiva dentro dos setores para dar credibilidade e seriedade ao programa implantado.

COSMETOVIGILÂNCIA RDC ANVISA

O sistema de Cosmetovigilância de Produtos de Higiene Pessoal, Cosméticos e Perfumes facilitará a comunicação, por parte dos usuários, sobre problemas decorrentes de uso, defeitos de qualidade ou efeitos indesejáveis e o acesso do consumidor à informação.

"Obrigatoriedade de implementação pelas empresas fabricantes, importadores responsáveis MERCOSUL de um sistema de Cosmetovigilância a partir de 31 de dezembro 2005."

Cosmetovigilância são medidas de acompanhamento do produto em sua pós-venda. Trata desde a tática da coleta das informações até a análise dos dados de mercado com a tomada de decisões.

Faz parte da Cosmetovigilância:

- Procedimentos padronizados para lidar com reações adversas.
- Monitoramento do mercado.
- Instrumento de relação com o consumidor.
- Registro histórico do produto.
- Conjunto de decisões que permita tomar condutas coerentes com problemas detectados.

Missão da Cosmetovigilância:

- Facilitar a comunicação com a empresa.
- Facilitar o acesso às informações.
- Analisar as queixas (quantificação da queixa, perfil das queixas).

- Identificar o risco envolvido no uso do produto.
- Construir banco de dados para formulação e matéria-prima de uso cosmético.

Para executar a Cosmetovigilância é necessário:

- Organizar o banco de dados.
- Padronizar as condutas e documentação das ações.

A Cosmetovigilância permite lidar com o consumidor em crise, preservando a imagem da empresa e fornecendo dados importantes para o aperfeiçoamento do produto, desde sua formulação até sua comunicação.

O SAC (Serviço de Atendimento ao Consumidor) é um canal de comunicação entre o consumidor e a empresa, sendo a principal fonte de informações para a prática da Cosmetovigilância.

A norma NBR ISO10002 indica como tratar o processo de reclamação de produto dentro da empresa. Estão inclusos nessa norma o planejamento, projeto, operação, manutenção e melhorias. Na norma há informações para revisar continuamente o processo de tratamento da reclamação.

Os princípios básicos da norma são:

- Visibilidade: as informações de como e onde reclamar devem estar em locais visíveis para os clientes.
- Acessibilidade: os processos relacionados à reclamação devem ser de fácil acesso aos interessados.
- Prontidão nas respostas: o retorno da reclamação recebida deve ser de imediato ao cliente.
- Objetividade: toda reclamação deve ser tratada de forma igual, objetiva e imparcial.
- Confidencialidade: a identidade do reclamante deve ser preservada no processo do tratamento da reclamação.
- Foco no cliente: é aberta ao retorno por meio de reclamação ou sugestões, demonstrando comprometimento na resolução de reclamação.
- Responsabilidade: a empresa define as ações e decisões relacionadas ao tratamento das reclamações.
- Melhoria contínua: o objetivo é melhorar continuamente o processo de tratamento de reclamações e a qualidade de seus produtos.

Quando o cliente faz uma reclamação, ela vem acompanhada de sentimentos negativos sobre a empresa e há risco inerente de ruptura de compra.

Se a reclamação é resolvida de forma transparente e rapidamente, o reclamante pode voltar a fazer negócios com a empresa.

A coleta de dados deve ser feita de modo criterioso e por colaborador bem treinado, para não levar a uma interpretação errada das informações transmitidas pelo consumidor.

Ao receber a reclamação, o colaborador deve abrir um relatório de queixa técnica, numerá-lo e:

- Registrar as informações sobre o consumidor e produto.
- Verificar não conformidades no relato do consumidor.
- Interpretar as informações e resolver o problema, se possível.
- Direcionar a queixa ao setor competente para as providências cabíveis.
- Colocar as queixas em um banco de dados.
- Acompanhar a queixa até sua finalização.

É importante obter o número do lote do produto reclamado para realizar a rastreabilidade e, sempre que possível, encaminhar o produto para a empresa a fim de realizar testes de comparação ou mesmo trocá-lo. Para dar o retorno ao reclamante, aconselha-se que sejam feitos acompanhamento e controle das reclamações. A resposta deve ser dada o mais rápido possível, de modo a respeitar o Código de Defesa do Consumidor.

A seguir, um exemplo de fluxo de processo para a Cosmetovigilância.

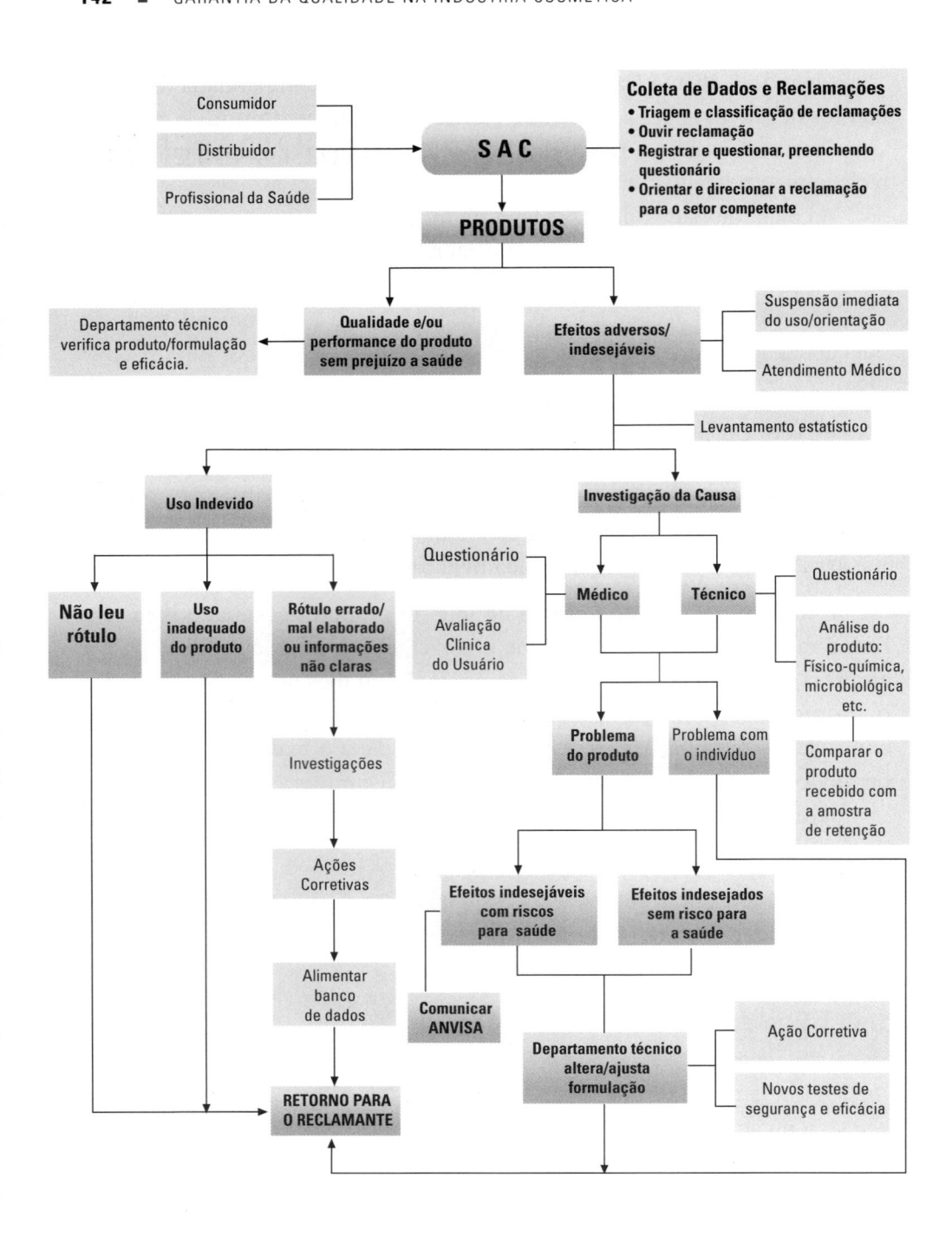

GARANTIA DA QUALIDADE NA INDÚSTRIA COSMÉTICA

SAC ← Consumidor, Distribuidor, Profissional da Saúde

Coleta de Dados e Reclamações
- Triagem e classificação de reclamações
- Ouvir reclamação
- Registrar e questionar, preenchendo questionário
- Orientar e direcionar a reclamação para o setor competente

PRODUTOS

- **Qualidade e/ou performance do produto sem prejuízo a saúde** → Departamento técnico verifica produto/formulação e eficácia.
- **Efeitos adversos/indesejáveis** → Suspensão imediata do uso/orientação; Atendimento Médico

Levantamento estatístico

Uso Indevido
- Não leu rótulo
- Uso inadequado do produto
- Rótulo errado/mal elaborado ou informações não claras → Investigações → Ações Corretivas → Alimentar banco de dados → RETORNO PARA O RECLAMANTE

Investigação da Causa

- **Médico**: Questionário, Avaliação Clínica do Usuário → Problema do produto / Problema com o indivíduo
- **Técnico**: Questionário, Análise do produto: Físico-química, microbiológica etc.; Comparar o produto recebido com a amostra de retenção

Efeitos indesejáveis com riscos para saúde → Comunicar ANVISA

Efeitos indesejados sem risco para a saúde → Departamento técnico altera/ajusta formulação → Ação Corretiva; Novos testes de segurança e eficácia

25
TREINAMENTO

Treinar é tornar capaz o colaborador para executar determinada tarefa ou atividade. Conhecimento, treinamento, qualificação e disciplina são os quesitos básicos para atingir a excelência em qualidade.

O treinamento proporciona um aprendizado organizacional, ou seja, busca e alcance de um novo nível de conhecimento por meio de avaliações e compartilhamento de experiências. Melhora a atuação de cada colaborador, aumentando a sua autoestima e motivação; induz ao comprometimento total dos colaboradores; promove mudanças de comportamento, e contribui para o sucesso de todas as operações da empresa.

Os colaboradores que trabalham nas áreas de produção de cosméticos devem ter formação, treinamento e experiência para melhorar as combinações possíveis destes fatores a fim de permitir o desempenho de suas atribuições para assegurar que o cosmético mantenha as suas características de segurança, concentração, pureza e qualidade.

25.1 Tipos de treinamentos

- Integração
  Treinamento efetuado a novos colaboradores, em que é apresentada a organização da empresa, responsáveis dos setores, sistema de qualidade, métodos de trabalho e, se for conveniente, as normas de segurança da empresa. Este treinamento é conduzido pela área de

recursos humanos da empresa em conjunto com as áreas de qualidade e segurança de trabalho.
- Interno
Efetuado no local de trabalho, é dirigido a situações e necessidades específicas da atividade exercida em relação à utilização e manuseio de equipamentos e novos processos produtivos.
É conduzido pela área de manutenção (para operação de novos equipamentos ou reciclagem dos existentes) e de Garantia da Qualidade (desvios de qualidade em relação a processo produtivos; conduta dentro de áreas produtivas).
- Externo
Treinamento efetuado por serviços contratados, podendo ser realizado internamente ou externamente.
- BPF (Boas Práticas de Fabricação)
Treinamento efetuado pela Garantia da Qualidade e continuado pelos responsáveis pelos setores. As BPF's são regulamentações da Anvisa que descrevem os padrões mínimos para os métodos a serem utilizados: o que as instalações devem apresentar e os controles a serem usados na fabricação, embalagem e amostras de retenção de cosméticos. Essas regulamentações têm o objetivo de garantir que os cosméticos, no caso, atendam às exigências da lei e estejam em conformidade com as características de qualidade e pureza a que se destinam possuir.

A prática das BPF assegura que os cosméticos sejam produzidos e controlados, com padrões de qualidade apropriada para o uso pretendido e requerido pelo registro na Anvisa, atendendo às respectivas especificações. As regras de BPF voltam-se primeiramente à diminuição dos riscos inerentes a qualquer produção cosmética; proporcionam padronização de procedimentos – o que resulta em uso mais racional dos insumos –, padronização no comportamento das pessoas – o que favorece a melhoria da produtividade, tendo papel fundamental no aperfeiçoamento da qualidade –, e tudo isso se traduz em redução ou até eliminação do potencial de erro.

Não se deve relacionar BPF apenas aos aspectos de higiene pessoal (como a maioria das pessoas pensa), mas, sim, a todo o contexto necessário para um processo adequado, que inclui desde a seleção de fornecedores até a disponibilidade do cosmético ao consumidor por meio da distribuição. Treinamento em BPF é um dos mais importantes fatores que influenciam a qualidade do produto final. Portanto, é indicado que seja reciclado no mínimo semestralmente.

25.2 Necessidade de treinamento

Há situações em que se pode identificar a necessidade de treinamento, tais como:

- Em processo admissional, quando o candidato não possui todos os requisitos para a função pleiteada.
- Remanejamento de colaborador para novas funções.
- Revisão e atualização da documentação do processo produtivo.
- Aquisição de novos equipamentos.
- Mudança de processos.
- Revisão do sistema de qualidade.

O treinamento para ser válido deve ser registrado com: nome do colaborador; tema do treinamento, incluindo o POP utilizado; ministrante; carga horária; data e assinaturas dos colaboradores e ministrantes.

25.3 Vantagens de executar treinamentos

Redução de erros faz o trabalho em equipe ser mais eficiente, melhora a comunicação e desenvolve um bom relacionamento entre gestores e colaboradores. O treinamento promove envolvimento no trabalho, aumenta a motivação do colaborador (ele sente que faz parte da empresa), cria capacidade para resolução e prevenção de problemas, melhora a qualidade do produto, aumenta a produtividade, diminui o retrabalho além de reduzir custos operacionais.

26
AUDITORIAS DO SISTEMA DE QUALIDADE

Auditorias são utilizadas para identificar oportunidades de melhorias, além de serem o termômetro para avaliar o quanto da qualidade implantada está sendo cumprido. É uma ferramenta usada para manter a qualidade em níveis elevados dentro da empresa, porque a alta direção é informada do desempenho obtido nas auditorias realizadas.

As auditorias internas, denominadas autoinspeção, avaliam o nível de implantação das BPF e as ações corretivas necessárias, que são efetuadas por meio de relatórios periódicos de autoinspeção, os quais devem estar disponíveis sempre que solicitados formalmente pelas autoridades sanitárias.

Vantagens da autoinspeção:

- Detecta melhorias e/ou ações corretivas.
- Levanta necessidade de treinamento.
- Evita retrabalhos.
- Diminui reclamações do consumidor.
- Aumenta a produtividade.
- Reduz custos.

26.1 Classificação das autoinspeções

- Autoinspeção completa
Tem elaborado um roteiro de inspeção estabelecido com periodicidade de realização no mínimo anual. Sendo disponibilizado o relatório a ser entregue ou enviado mediante solicitação formal aos órgãos de fiscalização sanitária.
- Autoinspeção específica
É realizada em áreas determinadas da empresa e avalia tópicos específicos de BPF. A periodicidade mínima é semestral e estabelecida em cronograma previamente definido. Pode ser realizada em função de reclamações de clientes em relação a determinado processo, linha de produtos, em alterações de processos, aquisição de novos equipamentos, entre outros.

A equipe de autoinspeção deve ser formada por profissionais com formação e conhecimento nas atividades, sistema da qualidade e legislação vigente. Devem ter recebido treinamento em BPF e em técnicas de auditoria para que possam avaliar com objetividade o cumprimento das BPF.

A equipe tem um coordenador, designado pela alta direção da empresa, que é responsável por:

- Selecionar os membros da equipe.
- Elaborar o planejamento geral da autoinspeção.
- Representar a equipe perante a alta direção.
- Coordenar a elaboração e apresentação do relatório de autoinspeção.

Os inspetores selecionados têm a responsabilidade de:

- Colaborar no planejamento, programação e organização das atividades.
- Realizar as tarefas para as quais foram designados e relatar os resultados obtidos.
- Solicitar cópia de documentos importantes durante o processo de avaliação.
- Tratar com confidencialidade os sigilosos.
- Justificar sempre as avaliações consideradas insatisfatórias.
- Acompanhar os planos de ações gerados nas autoinspeções.

Os membros da equipe devem realizar as autoinspeções de maneira objetiva, sem influência de níveis hierárquicos, estrutura organizacional ou importância relativa de setores. A alta direção deve estar comprometida com a execução do plano de ação e o atendimento das medidas de correção.

26.2 Como efetuar a autoinspeção

a) Cronograma da autoinspeção
O coordenador da equipe deve elaborar o cronograma: tipo de auditoria e seus objetivos; roteiro e agenda a serem seguidos; identificação dos documentos de referência: POPs, legislação em vigor e critérios adotados; definição dos membros da equipe.

b) Documentos de trabalho
São documentos de trabalho os utilizados na autoinspeção e o relato dos resultados: roteiro de autoinspeção; relatório de não conformidades com descrição da não conformidade, data, ações corretivas, responsabilidade e prazos; portarias, leis e requisitos de BPF; controle de qualidade seguido pela empresa.

c) Reunião de abertura
O coordenador da equipe estabelece o objetivo da autoinspeção; define os recursos e os meios necessários para a equipe de trabalho; harmoniza os critérios que serão utilizados durante a autoinspeção e esclarece possíveis dúvidas.

d) Reunião de trabalho
O coordenador da equipe estabelece a programação de cada etapa da autoinspeção a ser realizada; prepara os documentos de trabalho e instrui a equipe auditora; analisa criticamente a documentação existente e relaciona os obstáculos encontrados durante a execução de cada etapa; relata os resultados das autoinspeções de maneira objetiva, conclusiva e respeita o prazo de entrega do relatório dos membros da equipe para compilação dos dados para o relatório final a ser entregue para a alta direção.

e) Inspeção
Deve ser efetuada de forma que não incomode ou distraia os colaboradores. Evitar retirar o produto da linha de produção; não dar ordens ou induzir o colaborador a realizar uma operação técnica demonstrativa. Qualquer in-

formação importante deve ser dirigida ao responsável da área produtiva por intermédio do responsável da auditoria.

f) Comportamento dos auditores
Os auditores devem ser objetivos e imparciais; atuar de forma ética durante todo o tempo; anotar as observações de forma clara e com dados comprobatórios; acompanhar se as medidas corretivas estão ou foram implantadas.

g) Comportamento dos auditados
Informar aos colaboradores o objetivo e como será a autoinspeção; indicar colaboradores para acompanhar a equipe auditora; disponibilizar os recursos necessários para assegurar o andamento do trabalho; cooperar com os auditores. Após a autoinspeção, propor um cronograma de ações corretivas e programar as medidas corretivas definidas no relatório de autoinspeção.

h) Relatório final
Após o término da autoinspeção, o coordenador da equipe deve elaborar, divulgar e acompanhar as ações descritas no relatório. O relatório final deve incluir as áreas de atividades e respectivos itens do roteiro de inspeção; classificação dos itens do roteiro de inspeção por área de atividade; roteiros do sistema de qualidade; membros da equipe da autoinspeção; administração e informações gerais; itens auditados do roteiro, incluindo: sistemas de água e instalações, devoluções, almoxarifados, produção, controle de qualidade, garantia da qualidade entre outros; pontos positivos detectados e pontos a melhorar; avaliações e conclusões; ações corretivas recomendadas; referências seguidas: normas, portarias, leis.

i) Monitoramento da implantação das ações corretivas
Os cronogramas das ações corretivas recomendadas devem ser acompanhados por colaboradores que são membros da equipe de autoinspeção. O objetivo é verificar se a execução do cronograma elaborado atende aos requisitos estabelecidos na legislação vigente e ao sistema da qualidade da empresa. Em casos de imprevisto no cumprimento das datas, é fundamental justificar o atraso ou elaborar novo cronograma de atividades. A verificação do cumprimento das ações corretivas indicadas no relatório de autoinspeção deve constar em outro relatório específico.

27
VALIDAÇÃO

Validação: ação de provar, de acordo com os princípios das BPF, que qualquer procedimento, processo, equipamento, material, atividade ou sistema, leva efetivamente aos resultados esperados.

Etapas do processo de validação

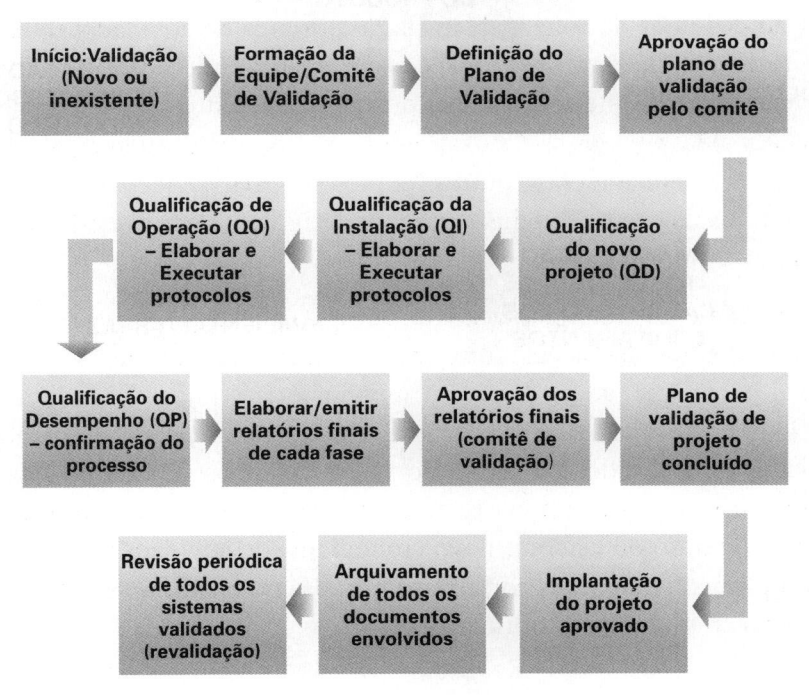

```
Início:Validação      Formação da        Definição do       Aprovação do
(Novo ou         →    Equipe/Comitê  →   Plano de      →    plano de
inexistente)          de Validação       Validação          validação
                                                            pelo comitê
                                                                ↓
Qualificação de       Qualificação da    Qualificação
Operação (QO)    ←    Instalação (QI) ←  do novo
– Elaborar e          – Elaborar e       projeto (QD)
Executar              Executar
protocolos            protocolos
    ↓
Qualificação do       Elaborar/emitir    Aprovação dos      Plano de
Desempenho (QP)  →    relatórios finais→ relatórios finais→ validação de
– confirmação do      de cada fase       (comitê de         projeto
processo                                 validação)         concluído
                                                                ↓
Revisão periódica     Arquivamento       Implantação
de todos os      ←    de todos os    ←   do projeto
sistemas              documentos         aprovado
validados             envolvidos
(revalidação)
```

Por que validar: Certificação da repetibilidade e reprodutibilidade de análises e processos, com o objetivo de garantir um produto acabado com qualidade.

27.1 O que validar

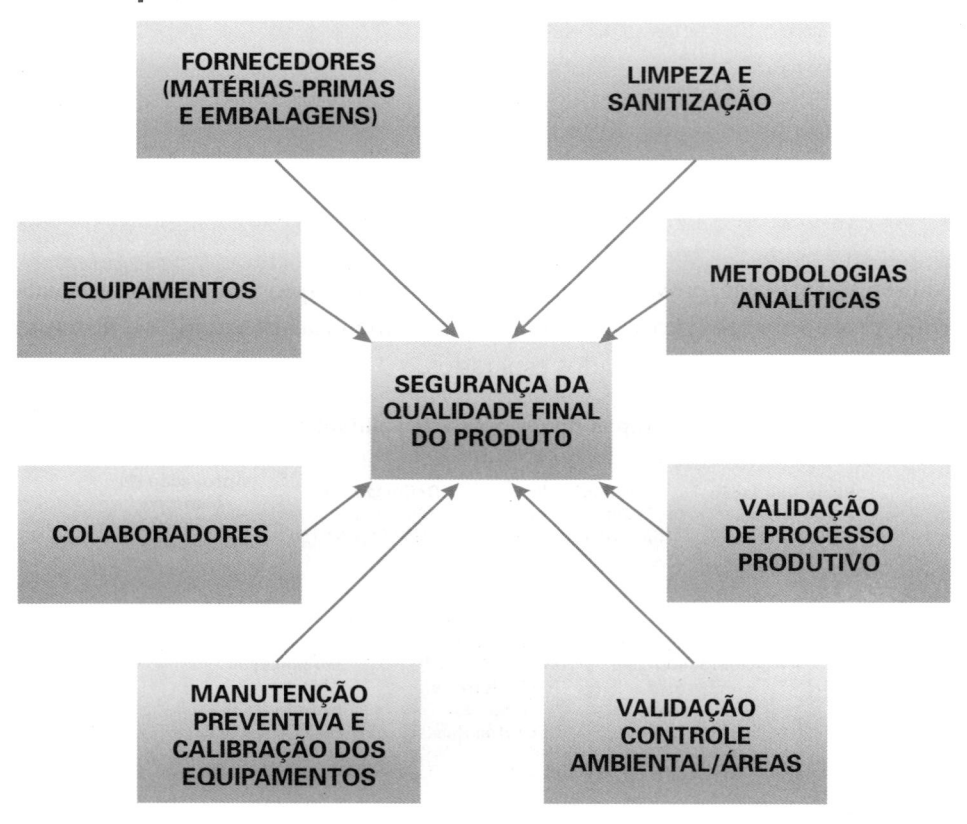

```
FORNECEDORES                           LIMPEZA E
(MATÉRIAS-PRIMAS                       SANITIZAÇÃO
 E EMBALAGENS)

                                              METODOLOGIAS
EQUIPAMENTOS                                  ANALÍTICAS

                    SEGURANÇA DA
                    QUALIDADE FINAL
                    DO PRODUTO

                                              VALIDAÇÃO
COLABORADORES                                 DE PROCESSO
                                              PRODUTIVO

    MANUTENÇÃO                        VALIDAÇÃO
    PREVENTIVA E                      CONTROLE
    CALIBRAÇÃO DOS                    AMBIENTAL/ÁREAS
    EQUIPAMENTOS
```

27.2 Requerimentos gerais de validação

Protocolo de teste: documento aprovado que inclui ou referencia os procedimentos de teste, com critérios de aceitação pré-aprovados, que, ao ser executado, pretende produzir evidências documentadas de que o sistema cumpre com os requisitos.

Relatório de teste: resumo e conclusão dos resultados obtidos a partir da execução de um protocolo de teste.

Relatório de validação: documento aprovado que resume os resultados de uma validação. Relaciona os desvios do plano de validação, especifica as limitações ou restrições determinadas durante o processo de validação e apresenta recomendações para a implantação.

O protocolo e o relatório devem ser assinados pelo responsável pelo processo e pela Garantia da Qualidade; os mesmos colaboradores que aprovam o protocolo aprovam o relatório.

27.3 Benefícios da validação

- Reprodutibilidade do processo.
- Repetitividade de resultados.
- Evidência documentada, comprobatória de todas as etapas avaliadas do processo.
- Qualidade assegurada do produto acabado.
- Eliminação de perdas por falha de processo e aumento da produtividade, pois tudo é feito uma única vez, benfeito.
- Atende aos requisitos da regulamentação governamental (Anvisa).
- Garantia do fabricante ao consumidor em fornecer produtos seguros e com eficiência desejada.
- Exigência de fornecedores com padrão de qualidade reconhecido.

Fluxograma de plano-piloto de validação do produto

```
           CALIBRAÇÃO
               ↓
  QUALIFICAÇÃO DE INSTALAÇÃO
    OPERACIONAL DO PROCESSO
               ↓
       QUALIFICAÇÃO DA
        MATÉRIA-PRIMA
               ↓
    PROCEDIMENTOS PADRÃO
   OPERACIONAL DE FABRICAÇÃO
               ↓
      VALIDAÇÃO DE LIMPEZA
               ↓
   VALIDAÇÃO DO SISTEMA DE
     CONTROLE DO PROCESSO
               ↓
  QUALIFICAÇÃO E TREINAMENTO
      DOS COLABORADORES
               ↓
  MODIFICAÇÕES E CONTROLE DAS
    MODIFICAÇÕES REALIZAÇÃO
```

28
LEGISLAÇÃO SANITÁRIA NA EMPRESA

Em relação à regulamentação do setor de cosméticos, historicamente trata-se da lei que dispõe sobre a vigilância sanitária a que ficam sujeitos os medicamentos, as drogas, os insumos farmacêuticos e correlatos, cosméticos, saneantes e outros produtos. A partir de então a regulamentação do setor vem sendo adequada pela emissão de portarias, resoluções, pareceres técnicos e guias que tratam de assuntos específicos, cujo conhecimento é fundamental para que o responsável técnico por empresas produtoras de cosméticos possa atuar com segurança.

28.1 Autorização de Funcionamento da Empresa (AFE)

É um ato privativo do órgão competente do Ministério da Saúde (Anvisa), incumbido da vigilância sanitária dos produtos, contendo permissão para que as empresas exerçam as atividades sob regime de vigilância sanitária, mediante comprovação de requisitos técnicos e administrativos específicos.

28.1.1 Empresas de cosméticos/portaria – Fabricantes – Documentos necessários

- Formulário de petição – preenchido em 2 (duas) vias.
- Comprovante de pagamento de Taxa de Fiscalização.
- Comprovante de enquadramento de porte da empresa.

- Cópia do contrato social ou Ata de constituição.
- Cópia da inscrição no CGC/CNPJ.
- Relação da natureza e espécie dos produtos.
- Declaração de vinculação/certificado de regularidade de técnicos, emitidos pelo conselho regional de classe.
- Procuração de representante legal, se for o caso.
- Ficha de assinaturas do representante legal e responsável técnico.
- Relatório técnico de aparelhagem, maquinário e equipamentos.
- Relatório técnico com a descrição da aparelhagem do controle de qualidade ou cópia do contrato de terceirização.
- Manual de Boas Práticas de Fabricação.

A documentação será analisada pela Anvisa; estando de acordo, a autorização de funcionamento da empresa será publicada no *Diário Oficial da União*. A empresa deve renovar a licença de funcionamento quando mudar de endereço.

A renovação anual é do alvará sanitário expedido pela vigilância sanitária após vistoria efetuada pelos próprios técnicos da Anvisa.

28.2 Alvará sanitário

É uma vistoria feita pela autoridade sanitária local ou estadual para verificação do atendimento às normas de BPF. Durante a vistoria o responsável técnico apresenta o Manual de BPF da empresa e os POPs. Estando tudo de acordo, a Secretaria de Vigilância Sanitária emite o alvará sanitário da empresa.

28.3 Alvará para produtos químicos controlados com fins industriais

É emitido pelo departamento da Polícia Civil do Estado. A renovação do alvará é feita anualmente por intermédio de despachante. Há necessidade de dar entrada ao processo de renovação 90 dias antes do prazo de vencimento e a responsabilidade de informar o despachante para renovar o alvará é do setor de assuntos regulatórios/jurídico.

28.4 Certificado de vistoria

Autoriza o uso de matérias-primas com suas respectivas quantidades. Exemplo: ácido bórico (4 kg), trietalonamina (400 kg); valores para compras mensais. O certificado de vistoria é válido por três anos.

28.5 Mapa de controlados

O mapa de controlados, que informa o histórico dos produtos controlados, deve ser preenchido pelo setor de assuntos regulatórios e enviado trimestralmente para a Polícia Civil. No mapa constam as seguintes informações: nome do produto; saldo do trimestre anterior; quantidade comprada e o nome do produto que foi comprado; o saldo que passa para o próximo trimestre; data da compra; nome do fornecedor que vendeu o produto (rua, número, cidade, unidade federal - UF); número da nota fiscal.

28.6 Certificado de registro para o Exército

É emitido pelo Exército para autorizar a utilização de matéria-prima controlada pelo Exército em determinadas atividades. O certificado deve ser preenchido com as seguintes informações: aquisição (compra); armazenamento (depósito); utilização industrial; utilização laboratorial; as quantidades autorizadas pelo exército para todas as atividades citadas, em quilos, e os valores mensais. A renovação do registro do Exército é de dois em dois anos.

28.7 Mapa de produtos controlados pelo Exército

O mapa de controlados é entregue trimestralmente ao Exército, deve ser preenchido pelo setor de assuntos regulatórios e apresentar as seguintes informações:

- Nome do produto.
- Saldo do trimestre anterior.
- Quantidade adquirida do produto (compra) e qual o produto adquirido.
- Soma do trimestre mais a compra efetuada.
- Quantidade consumida.

- As transações de: venda/perda/transferência.
- Saldo que passa para o próximo trimestre.
- Unidade de medida em quilo.
- Data da compra.
- Nome do fornecedor (rua, número, bairro, cidade e sigla do Estado).
- Guia de tráfego (informação presente na nota fiscal de compra do produto).
- Número da nota fiscal e cópia do laudo do fornecedor.

28.8 Diretrizes para elaboração de dossiê de produto

Para todos os produtos da empresa, deve-se elaborar um dossiê, cujo prazo de validade é determinado pela empresa, mas não deve ser inferior a cinco anos.

28.8.1 Estrutura do dossiê

A folha inicial do dossiê deve ter:

- Formulário de petição (dados da empresa/dados gerais do produto).
- Além disso, deve conter os dados técnicos:
- Fórmula qualitativa e quantitativa com componentes especificados em INCI (Internacional Nomenclature of Cosmetic Ingredient) e concentrações dos ingredientes.
- Para complexos/misturas: especificar todos os componentes do complexo e informar a concentração daqueles que possuem limites na legislação.
- Mistura de conservantes: especificar os conservantes e informar a concentração individual na mistura.
- Pureza de ingredientes: mono e trialquilaminas, mono e trialcanolaminas e seus sais.
- Teor de aminas secundárias e nitrosaminas e dialquil/dialcanolamidas de ácidos graxos; mono e trialquilaminas; mono e trialcanolaminas e seus sais (anexar cópia do laudo do fornecedor da matéria-prima trietalonamina).

- Especificação de produto acabado (organoléptica e físico-química): são os dados analíticos estabelecidos pela empresa (em limites mínimo e máximo) de modo que assegure a qualidade, segurança e eficácia do produto.
- Especificações microbiológicas de produto acabado (limites de aceitabilidade e micro-organismos testados).
- Dados de estabilidade do produto (completo e resumo; condições e duração dos testes; conclusão X prazo de validade); Autorização de Funcionamento (AFE) e licença sanitária.
- Alteração de registro: modificação de fórmula (dados qualitativos e quantitativos); adequação de rotulagem (indicando as alterações propostas); inclusão de acondicionamento (novo material de embalagem).

O **INCI** é um sistema internacional de codificação da nomenclatura de ingredientes cosméticos, reconhecido e adotado mundialmente. É uma nomenclatura baseada em listas internacionais de ingredientes conhecidos e utilizados por pesquisadores e cientistas de todo o mundo. Foi desenvolvido graças à participação de vários países e culturas. Para saber o nome químico (INCI), CAS e funções das substâncias utilizadas em cosméticos, pode-se acessar o inventário de cosméticos da União Europeia no site http://ec.europa.eu/enterprise/cosmetics/html/cosm_inci_list.htm.

Outro *site* para obter o INCI é http://pharmacos.eudra.org/F3/cosmetic/com_inci_index.htm. Deve-se acessar a pasta denominada "legal and regulatory" e, a seguir, a pasta "inventory of ingredient". A nomenclatura descrita como CTFA ou INDEX ABC só poderá ser usada nos seguintes casos: quando a nomenclatura INCI oficial não estiver disponível nos *sites* mencionados, em complementação à nomenclatura INCI oficial necessariamente acompanhada desta, e para obter o número do CAS e a função da substâncias.

O uso da nomenclatura INCI facilita a identificação de qualquer ingrediente proveniente de qualquer país por ser uma codificação universal, com um sistema para todos os países, sem distinção de idiomas, caracteres, ou alfabeto.

Existem mais de 12 mil ingredientes utilizados em produtos cosméticos e muitos possuem, além da denominação química, mais de um nome comercial, e o INCI permite designar de forma única e simplificada a composição dos ingredientes no rótulo dos cosméticos.

Vantagens do uso do INCI

Consumidor: permite que o consumidor identifique, de forma clara, os ingredientes de uma formulação em qualquer lugar do mundo.

Vigilância Sanitária: possibilita uma maior agilidade na identificação dos ingredientes dos produtos cosméticos, de forma clara, correta e precisa.

Comunidade Científica: a utilização de uma nomenclatura padronizada torna mais fácil o trabalho de profissionais como médicos e farmacêuticos no aconselhamento dos consumidores, além de garantir a atualização mais dinâmica do conhecimento científico.

ANEXOS

Protocolo simples de validação

PROTOCOLO DE VALIDAÇÃO	
Processo:	
Produto:	Data:
Técnico responsável:	Data início: Data término:

1. Objetivo

2. Descrição do produto/processo a ser validado
Nome   Composição   Fornecedor   Mecanismo de ação   Concentração de uso   Tempo   Modo de aplicação

3. Metodologia de validação
3.1 Material utilizado
3.2 Equipamentos
3.3 Metodologia de análise
Quantidade de lotes/dias/meses acompanhados

4. Resultados esperados	
Análises	Especificação

5. Resultados obtidos			
Data	Data	Data	Data

6. Observações finais

7. Conclusão	
Garantia da Qualidade:	Data:
Pesquisa e Desenvolvimento:	Data:
Fabricação:	Data:

Especificação técnica

ESPECIFICAÇÃO		
Produto:	Setor/Número - Revisão	Data Emissão
N° da Fórmula:	**Substitui Número**	**Substitui Número**

ANÁLISES	ESPECIFICAÇÕES	MÉTODOS ANALÍTICOS
Cor	Levemente amarelada (conforme padrão)	MT 001
Odor	**Característico da essência (conforme padrão)**	MT 002
Aspecto	Líquido límpido	MT 003
Densidade (25 °C)	0,9970 - 1,0070 g/cm^3	MT 004
Índice de refração (20 °C)	1,4860 - 1,4960	MT 005
Viscosidade Brookfield 25 °C agulha 4, 60 rpm, 1 minuto.	1.500 - 2.500 cps	MT 006
pH (25 °C)	3,70 - 4,50	MT 007
Teor de ativo (%) ou Pureza	25 – 28%	MT 008

Motivos da revisão:

OBSERVAÇÕES: Demais informações pertinentes
Exemplo:
Validade
Forma de armazenamento
Cuidados no manuseio

Preparado por	Data	Aprovado por	Data

Relatório de autoinspeção

Item	Requisitos	Como deve ser	Exemplos	Observações
1	Ralos	Todos os ralos devem estar dispostos de maneira que não sejam focos de contaminação e pragas.	Ralo com tela. Ralo com sistema abre e fecha.	Ralos próximos às áreas produtivas devem ser limpos e sanitizados periodicamente, além de ser um ponto para o sistema de controle de pragas. Evitar canaletas.
2	Infestações	Os edifícios devem estar livres de infestações.	Baratas, ratos, formigas, moscas etc.	Controle de pragas.
3	Condições higiênicas	Os edifícios devem ser mantidos em condições limpas e higiênicas.	Programa de limpeza periódica, com lavagens e sanitizações.	Um procedimento descrevendo esta periodicidade. Dependendo da área, a periodicidade pode ser maior ou menor, mas deve ser constante.
4	Controle de pragas	Toda empresa deve ter um controle de pragas oficializado e eficiente.	Controle por empresa terceirizada.	Todos os produtos utilizados devem ter registros na Anvisa e a empresa, autorização de funcionamento. O controle de pragas deve ser realizado de forma que não provoque contaminações.
5	Instalações sanitárias	Devem possuir instalações sanitárias adequadas e limpas.	Banheiros/Vestiários limpos. Banheiros de fácil acesso, porém sem contato direto com a área produtiva. Sabonetes higienizantes. Toalhas descartáveis ou secadores.	É recomendável que em cada banheiro haja placas informativas da necessidade de higienização das mãos.

Item	Requisitos	Como deve ser	Exemplos	Observações
6	Manutenção	As edificações e instalações devem ser mantidas em bom estado de conservação.	Pinturas periódicas. Manutenção periódica.	
7	Lixos	Toda área deve possuir lixo devidamente tampado e identificado.	Lixo papel Lixo plástico Lixo metal	Nas áreas de manipulação, banheiros e envase, é recomendado o uso de lixos com acionamento por pedal, para que o operador não se contamine.
8	Janelas	Janelas devem ser concebidas de modo que evitem entrada de insetos.	Janelas lacradas. Telas milimétricas.	As telas e janelas devem ser lavadas periodicamente.
9	Portas de acesso	Portas devem possuir itens que assegurem a integridade interna da área.	Permanecer fechada. Cortina de PVC. Cortina de ar.	Portas com acesso às áreas externas devem possuir proteção inferior contra entrada de insetos. Exemplo: borrachas.

Relatório de não conformidade

Relatório de Oportunidade de Melhoria			ROM Nº	
Produto :			**Lote:**	
Quantidade :			**Data :**	
Externa ☐ Interna ■	Produto ■ Processo ☐ Procedimento ☐	Reincidente?	Sim ☐ Não ■	
Descrição do Problema				
Causa do Problema e Análise Técnica				
		Medição Método Material / MP Mão de Obra Máquina Meio Ambiente		Não Conformidade
Data :	**Responsável :**			
Ação Imediata a ser tomada				
Data:	**Responsável :**			
Ação Corretiva				
Data :	**Responsável:**			
Custo				
Data::	**Responsável:**			
Ação Preventiva				
Data:	**Responsável:**			
Qualidade		Setores Envolvidos		
Coordenação: Gerência:		Financeiro: G.I.: Logística: MKT :		

Protocolo de treinamento

REGISTRO DE TREINAMENTO

Treinamento:

Área:

Data do treinamento: **Duração:**

Responsável pelo treinamento:

Tópicos do treinamento:

Nome	Registro	Setor	Visto

GLOSSÁRIO

A

Abiótica: ausência de vida, criado provocado ou induzido sem a participação de organismos vivos.

Absorção: ato ou efeito de fazer desaparecer ou transformar alguma coisa incorporando-a ou assimilando-a a outra. Passagem dos produtos da digestão dos alimentos para a circulação sanguínea.

Adsorção: processo pelo qual átomos, moléculas ou íons são retidos na superfície de sólidos através de interações de natureza química ou física.

Aferição: conjunto de operações que estabelece, sob condições especificadas, a relação entre os valores indicados por um instrumento ou sistema de medição ou os valores representados por uma medida materializada ou um material de referência, e os valores correspondentes das grandezas estabelecidas por padrões (Inmetro - Vocabulário Internacional de Termos Fundamentais e Gerais de Metrologia).

Água Purificada: água obtida por destilação, tratamento de troca iônica, osmose reversa ou outro processo adequado.

Amostra: fração representativa de um todo, selecionada de tal modo que possui as características essenciais do conjunto que ela representa.

Amostra de Referência, Padrão de Referência, Substância Química de Referência ou Padrão: produtos ou substâncias que possuem características ideais e de uniformidade comprovada, servindo como parâmetro de comparação adequado de qualidade. A denominação "padrão" envolve tanto substâncias químicas como substâncias biológicas de referência nas especificações do produto, para a avaliação da qualidade química e biológica do ingrediente ativo e dos produtos acabados.

Amostragem: processo definido de coleta que seja representativa de um todo, de acordo com um plano de determinado material ou produto.

Antissépticos: produtos formulados que destroem ou inibem o crescimento microbiano sobre tecidos vivos, como a pele. Produtos para lavagem das mãos.

Auditoria da Qualidade: exame sistemático e independente da eficácia do sistema de qualidade que diz respeito a produtos, processos e organizações. Pode desencadear a necessidade de ação corretiva.

Auditoria Externa: auditoria de todo ou de parte do sistema de qualidade de uma organização e que é executada por outra organização.

Auditoria Interna: auditoria de todo ou de parte do sistema de qualidade de uma organização e que é realizada pela própria organização ou por alguém preposto por ela.

B

Batch **(lote):** quantidade de produção solicitada ou padrão para um produto fabricado. Este termo é usado particularmente em fabricações em que os produtos são feitos em tamanhos de remessas determinadas pelas necessidades do processo.

Biótica: relativo ou pertencente à vida ou aos seres vivos. Criado, provocado ou induzido pela ação de organismos vivos.

Brainstorming: técnica utilizada inicialmente em publicidade e por grupos de pessoas em uma reunião para se obter a maior quantidade possível de ideias, independentemente de sua qualidade.

C

CCQ (Círculos de Controle da Qualidade): movimento surgido no Japão no início da década de 1960 e internacionalizado nos anos 1970. Consiste em pequenos grupos de funcionários voluntários que se reúnem periodicamente para debater problemas industriais ou administrativos da empresa, implementando ações corretivas com o objetivo de melhoria da qualidade.

CEP (Controle Estatístico do Processo): método preventivo de comparar continuamente os resultados de um processo com os padrões, identificando, a partir de dados estatísticos, as tendências para essas variações, com o objetivo de reduzi-las cada vez mais.

Certificação: procedimento pelo qual uma terceira parte confere a garantia escrita de que um produto, processo ou serviço está conforme as exigências especificadas.

Conformidade: cumprimento, preenchimento ou satisfação de exigências específicas de um processo, serviço ou produto.

Conservantes: visam ao controle de crescimento dos micro-organismos para inibir a deterioração biológica. A ação desejada é a mais lenta, por períodos mais longos, pois sua ação está relacionada ao tempo de prateleira dos produtos.

D

Desinfetantes: produtos aplicados sobre superfícies inanimadas, com o intuito de matar rapidamente os micro-organismos.

Discrepância: situação em que ocorreu alguma divergência; o fato aconteceu de maneira diferente do esperado.

Dispersão: medidas para verificar a dispersão dos valores em uma distribuição de frequência; as principais são: variância, desvio padrão e amplitude.

Documentação do sistema de qualidade: documentos que descrevem os empenhos para a qualidade organizacional. Podem incluir manual da qualidade, procedimentos, instruções de trabalho, pontos de engenharia, padrões de qualidade.

Downsizing: redução dos níveis hierárquicos em uma organização com o objetivo de aproximar os níveis operacionais da alta direção, tornando os dirigentes mais autônomos, a comunicação mais eficaz, a organização mais ágil.

Durabilidade: medida da resistência de um sistema ao desgaste e às variações físico-químicas sob determinadas condições de uso ou armazenagem.

E

Empowerment: investimento em autonomia às pessoas e responsabilidade na tomada de decisões e ações, particularmente para satisfazer os clientes e melhorar os processos. A mudança requer que os funcionários sejam capacitados através de treinamento, informação, recursos e conselhos.

Engenharia da Qualidade: análise de um sistema de manufatura em todos os estágios para maximizar a qualidade do próprio processo e os produtos que ele produz.

Estabilidade Acelerada: estabilidade normal, fornece dados para prever a estabilidade do produto, vida útil e compatibilidade da formulação como material de acondicionamento.

Estabilidade Preliminar: teste de triagem, estabilidade acelerada ou de curto prazo. Auxilia e orienta a escolha das formulações.

Estatística: valor usado para definir a distribuição de uma característica em uma amostra e estimar parâmetros da população da qual proveio a amostra. Parte da matemática em que se investigam os processos de obtenção, organização e análise de dados sobre uma população ou sobre uma coleção de amostras quaisquer, e os métodos de tirar conclusões com bases nesses dados.

Estoque de Segurança: quantidade de estoque planejada para estar em inventário a fim de proteger a organização contra flutuações na demanda e/ou fornecimento.

Estratégia: maneira que os recursos financeiros, a mão de obra e o *know-how* são usados a fim de atingir os objetivos de negócios da empresa.

Explodir: para planejamento de material de manufatura, refere-se ao cálculo das partes necessárias para a obtenção de um produto.

F

Facilitador: pessoa treinada para ajudar indivíduos e grupos com as atividades de desenvolvimento e melhoria. São empregados como parte do programa de melhoria da qualidade.

Feedback: complementação do processo de comunicação entre duas ou mais pessoas. É a resposta a uma iniciativa, ideia ou pensamento transmitido sob a forma de uma mensagem escrita, verbal ou corporal/objetos.

Fluxograma: representação visual da sequência de etapas executadas para produzir um objeto ou prestar um serviço. Documenta um processo de produção ou uma sequência de atividades desempenhadas por uma organização. É um meio extremamente eficaz de ilustrar e comunicar uma situação complicada, não importando o nível de complexidade da sua estrutura.

Follow-up **(acompanhamento):** monitoração do estado real de pedidos adquiridos e fabricados para detectar a necessidade de ações corretivas.

Fornecedor: fonte de material e/ou informação aplicada a um processo; pode ser interno ou externo a uma empresa, organização ou grupo.

Fornecedor com Qualidade Assegurada: condição de fornecedor cujos materiais ou produtos já sofreram o processo de qualificação e estão aptos a serem recebidos mediante certificação de ensaios, dispensando-se a inspeção de recebimento.

G

Garantia da Qualidade: conjunto de ações sistemáticas ou planejadas necessárias para conferir um nível de confiança adequado aos produtos e serviços para que atendam às necessidades especificadas em termos de qualidade.

Gargalo: centro de trabalho ou instalação dentro da fábrica que impede a produção. O gargalo geralmente impede a produção porque é o centro de trabalho mais carregado e aonde os trabalhos da produção chegam mais rápido do que podem ser completados.

Globalização: tendência de os negócios cruzarem os limites internacionais, tanto em *marketing* de produtos quanto em movimentação de matérias-primas e produtos acabados.

Gráfico de Pareto: ferramenta simples para a priorização de problemas que envolvem estimar todas as áreas de problema em potencial ou fontes de variação de acordo com suas contribuições no custo ou na variação total. O princípio do Pareto é "a minoria das falhas de produção é o motivo da maioria dos problemas de produto".

H

Histograma: forma de representação gráfica da distribuição de frequência de uma variável aleatória contínua, em que as classes são representadas por intervalos contínuos no eixo sobre uma escala linear, e as frequências das classes são representadas também numa escala linear por retângulos, cujas bases são as classes e as áreas são proporcionais às frequências das classes.

***Housekeeping*:** termo usado para designar um processo que visa à manutenção da ordem, limpeza, organização e segurança em fábricas para identificar e manter um lugar para cada coisa e cada coisa em seu lugar e prevenir a presença de elementos contaminadores como sujeira, pó, óleo no processo de manufatura.

I

Imperfeição: afastamento de uma característica da qualidade em relação ao nível ou estado pretendido, sem qualquer associação a conformidade com os requisitos das especificações ou com aptidão ao uso de um produto ou serviço.

Inspeção 100%: inspeção de cada unidade de amostragem no lote ou de todo o material, em contraposição a qualquer forma de amostragem.

Inspeção de Recebimento: inspeção por um setor/departamento de materiais e produtos manufaturados, de acordo com critérios e planos de inspeção previamente definidos.

Inspeção Final: última de várias inspeções feitas em etapas sucessivas da fabricação.

ISO (International Organization for Standardization): Organismo internacional que congrega entidades de normalização em nível mundial.

Itens de Controle: medidas usadas para inspecionar a qualidade, mais orientadas para o produto do que para o processo. As categorias de controle normalmente dizem respeito a defeitos no produto final, custos, desempenho de entrega.

J

JIT (Just In Time): metodologia com bases nas pessoas, cuja filosofia é eliminar tudo aquilo que não adiciona valor ao produto (perdas). O objetivo é fornecer exatamente as peças necessárias, nas quantidades necessárias. As entregas precisam acontecer para todos os processos de manufatura, e em todos os estágios de manufatura.

JIT Delivery: o recebimento da quantidade exata do material certo, na qualidade certa, no momento certo, no local de uso, sem levar em consideração se provém de fornecedores.

K

***Kaizen* (melhoramento contínuo):** conceito de administração japonesa que significa contínuo aprimoramento e envolve todo os colaboradores de uma organização (alta direção, gerência e operacional), com ênfase no processo produtivo.

Kanban: técnica japonesa de gestão de materiais e de produção no momento exato, ambas (gestão e produção) controladas por meio visual e/ou auditivo. O kanban indica as necessidades dos produtos acabados até a matéria-prima.

Kit: componentes de um conjunto que foram retirados do estoque e levados à área de acondicionamento.

L

Lead Time: tempo de reabastecimento, desde a geração de uma necessidade até a sua efetiva entrega e disposição de uso.

Lead Time Total: tempo para que um serviço seja totalmente executado, desde sua solicitação oficial até sua entrega.

Limites de Tolerância: valor-limite (superior e inferior) especificado de uma característica quantitativa; também chamado de limites de especificação.

Lista de Verificação (*Check list*): documento através do qual se registra a disposição e se controla as características verificadas, de forma geral, por atributo, durante o processo.

Logística: em contexto industrial, refere-se às funções de obtenção dos suprimentos, de movimentação dos materiais e de distribuição dos produtos. Ciência de coordenar e dispor os materiais (insumos, produtos) e informações; deve fornecer o produto certo, na hora certa, no local certo.

Lote: quantidade definida de matéria-prima, material de embalagem ou produto terminado fabricado em um único processo ou série de processos, cujas características essenciais são a homogeneidade e a qualidade dentro dos limites especificados. Na fabricação contínua, o lote corresponde a uma fração definida da produção.

M

Manual de Garantia de Qualidade: documento que descreve o sistema de qualidade da empresa, especificando diretrizes, atribuições, responsabilidades e procedimentos adotados para execução das atividades que influenciam a qualidade.

Manutenção Corretiva: realizada depois da ocorrência de uma avaria com cessação da aptidão do bem para desempenhar a função requerida, destinada a restaurar a aptidão desse bem para realizar essa função.

Manutenção Preditiva: visa tornar o preenchimento do *check list* uma rotina diária do operador, verificando periodicamente os sintomas que o equipamento apresenta, tais como vazamento, temperatura, vibrações.

Manutenção Preventiva: realizada em intervalos de tempo predeterminados ou de acordo com critérios prescritos, com o objetivo de reduzir a probabilidade de avaria de um bem saudável.

Melhoria Contínua: componente essencial no JIT e na qualidade total que reflete uma determinação inabalável para eliminar as causas dos problemas.

Melhoria do Processo: atividades orientadas para aumentar a confiabilidade, eliminar as variações do processo, automatizar as operações de entrada e saída de material das máquinas, automatizar as transferências de material e detecção de defeitos, melhorar o fluxo de materiais em geral, descobrir e eliminar os problemas do processo.

MRP: Planejamento de necessidades de materiais. Trata principalmente dos materiais do processo de fabricação.

MRP II: Planejamento de recursos de fabricação. Cuida da coordenação de todo o processo de fabricação, incluindo as relações entre materiais, finanças e recursos humanos. A meta é prover dados consistentes para todos os envolvidos no processo de manufatura enquanto o produto se move através da linha de produção.

MSP (*Master Production Schedule*): programa mestre de produção. Indica o que a empresa espera fabricar; é expresso em quantidade de produto final além do futuro planejado. Esta programação de produção planejada é o que guia MRP; MRPII e outros métodos de planejamento de produção.

N

Não Conformidade: ocorrência específica de uma condição em discordância com especificações ou outros padrões de inspeção. Pode ser denominada discrepância ou defeito.

Nível da Qualidade: conjunto de parâmetros e requisitos que caracterizam a seletividade a ser aplicada ao sistema da qualidade total de itens e serviços, em função do estágio de desenvolvimento da tecnologia, da complexidade do processo de produção e das características do item ou serviço, considerando-se, ainda, o aspecto de segurança e economia.

Normalização: atividade que indica as soluções para problemas de caráter repetitivo, essencialmente no âmbito da técnica, ciência. Consistem, em geral, na elaboração, publicação e promoção do emprego das normas.

NQA (Nível da Qualidade Aceitável): máxima porcentagem defeituosa (ou máximo número de defeitos por cem unidades) que, para fins de inspeção por amostragem, pode ser considerada satisfatória como média do processo.

O

Output **(saída):** resultado (produto ou serviço) que o processo produz (*input* mais valor agregado).

P

Padrão de Qualidade: um modelo de qualidade imposto que deve ser seguido.

Padronização: ato de padronizar, uniformizar os itens de fabricação, produtos, métodos, procedimentos, pela adoção de um único modelo.

Parâmetro: característica mensurável de um produto ou serviço.

PDCA (*Plan-Do-Check-Action*: Planejar - Executar - Checar - Agir): técnica alicerçada na qualidade total que se refere ao processo de uma roda de atividades em constante movimento para solucionar os problemas da qualidade.

Perda (desperdício): tudo aquilo além da quantidade mínima de recursos indispensáveis ao processo de geração de valor. A Toyota definiu sete áreas de perdas: defeitos, superprodução, processamento desnecessário, transporte, inventário, movimento e tempo inútil.

Performance: o termo desempenho é usado como resultado final de um trabalho e como uma característica geral do processo.

Plano de Inspeção: documento que relaciona de forma sequencial as atividades de natureza técnica e administrativa pertinentes ao projeto, fabricação e acondicionamento de produtos e serviços, no qual são indicados os pontos de inspeção – inclusive os pontos de espera –, as características que serão inspecionadas em cada ponto e os procedimentos que serão utilizados.

Plano de Qualidade: documento que estabelece as práticas e especifica recursos e atividades da qualidade relevantes para um produto, processo, serviço, contrato ou projeto.

Política de Qualidade: diretriz geral para a qualidade. O texto é assinado pelo principal executivo da companhia. A política deve ser colocada na entrada da empresa e nas paredes dos escritórios e fábrica, além de ser mostrada na documentação promocional e técnica da empresa.

Prazo de validade: tempo durante o qual o produto poderá ser usado, caracterizado como período de vida útil, fundamentado nos estudos de estabilidade específicos, desde que sejam mantidas as condições recomendadas pelo fabricante.

Procedimento: conjunto de instruções sistemáticas para utilizar um método de medição ou de amostragem ou de passos ou operações.

Produção Enxuta: maximização da habilidade para reagir às mudanças do mercado sem provocar perdas.

Produto Acabado/Terminado: produto que, após ter passado por todas as fases de produção e acondicionamento, está pronto para a venda/consumo.

Produto a Granel: material processado que se encontra em sua forma definitiva, e que só necessita ser acondicionado ou embalado antes de se converter em produto terminado.

Produto Semielaborado (produto em processo): substância ou mistura de substâncias que requer posteriores processos de produção a fim de se converter em produto a granel.

Q

Q (maiúsculo): termo usado para indicar a diferença entre gerenciamento para a qualidade em todos os processos e produtos do negócio.

Q(minúsculo): gerenciamento para a qualidade em capacidade limitada, usado apenas em produtos e processos de fábrica.

Qualidade: a totalidade dos desempenhos em funções características de um produto ou serviço que se sustentam em sua possibilidade efetiva para atender às necessidades especificadas ou implícitas. Qualidade é satisfazer ou exceder as expectativas do cliente por qualidade, custos e disponibilidade de produtos e serviços caracterizados por confiabilidade, durabilidade e estar livre de defeitos.

Qualidade Assegurada do Fornecedor: confiança de que o produto ou serviço de fornecedor preencherá as necessidades de seus clientes. A confiança é alcançada criando-se um relacionamento entre cliente e fornecedor que assegure que o produto será aprovado para uso com mínima ação corretiva e inspeção.

R

Rastreabilidade: em relação à distribuição, rastrear a aplicação ou localização de itens utilizando registro identificador. Funciona em relação a um dado de referência. Para calibração: aptidão para rastrear a calibração de equipamento de medida relativamente a padrões nacionais; padrões primários reconhecidos; e contatos físicos ou propriedades, por meio de séries de calibrações que utilizam padrões intermediários.

Reengenharia: método utilizado para reformar sistematicamente toda uma empresa, função e processo.

Registro, ou certificação: procedimento pelo qual um órgão reconhecido verifica se as características do processo, serviço ou produto estão de acordo com as exigências da ISO 9000; o órgão mantém listas e assegura a capacidade de seus auditores.

Repetibilidade: grau de concordância entre o resultado de medições sucessivas de uma mesma grandeza efetuadas com a totalidade das condições seguintes: mesmo método de medição, mesmo observador, mesmo instrumento de medição, mesmo local, mesmas condições de utilização, repetição em instantes sucessivos. Pode ser expressa quantitativamente pela dispersão dos resultados.

Reprodutibilidade: grau de concordância entre o resultado das medições de uma mesma grandeza, quando medições individuais são efetuadas com variação de condições como: método de medição, observador, instrumento de medição, local, condições de utilização, tempo. Para que uma expressão da reprodutibilidade seja válida, é necessário especificar as condições alteradas.

Retrabalho: qualquer processo pelo qual um material, item, produto ou serviço defeituoso ou não conforme é submetido à repetição de operações do processo produtivo de modo que satisfaça os requisitos originalmente especificados e, portanto, torná-lo em condições de ser aceito.

S

Sanitizante: produto que reduz a contaminação até níveis considerados seguros.

Segregação de Produto Não Conforme: ação a ser tomada para tratar de um produto não conforme, com o objetivo de solucionar a não conformidade.

Seleção de Amostras: processo, normalmente com pretensão de ser aleatório, por meio do qual é(são) selecionada(s) amostra(s) de itens, produto ou quantidade de material de uma população, com o objetivo de determinar valor(es) da(s) característica(s) da qualidade de interesse.

Set Up: tempo de preparação e troca de ferramentas em uma máquina, cujo início é definido a partir da última peça com qualidade produzida na operação anterior, até a primeira peça com qualidade produzida na operação subsequente.

Simbiose: interação entre duas espécies que vivem juntas. Associação entre seres vivos em que ambos são beneficiados.

T

Tamanho da Amostra: quantidade de material ou número de unidades de produto ou serviço especificado para ser selecionado de uma população, lote ou distribuição.

Teste de Prateleira: estabilidade de longa duração ou *Shelf life*. Valida os limites de estabilidade do produto e comprova o prazo de validade estimado no teste de estabilidade acelerada.

Tolerância: diferença entre os valores máximo e mínimo especificados.

TQC (*Total Quality Control*): sistema criado em todas as fases de uma empresa de manufatura – de engenharia do projeto à distribuição –, que busca assegurar que nenhuma peça com defeito será produzida. Os elementos básicos incluem controle do processo, qualidade, insistência na concordância, parada de linha, correção dos próprios erros, checagem 100% e melhoria contínua.

Trabalho em Equipe: atividade organizada que requer e encoraja a colaboração e o trabalho conjunto de várias pessoas que visam a um objetivo comum.

Turn Over **(Giro de estoque):** número de vezes que um estoque é reposto durante um período de tempo; uma medida do investimento em estoque para sustentar um nível de vendas. É calculado dividindo-se o custo das mercadorias vendidas em um período pelo estoque médio do mesmo período.

V

Validação: declaração formal, emitida por autoridades designadas, sobre a condição de exatidão e de adequação ao uso de um equipamento de medição, sendo válida para o período Intercalibração atualizado e desde que o equipamento seja operado e mantido dentro das condições especificadas.

Valor adicionado: aumento no valor de um componente ou produto resultante de uma mudança imposta externamente nas características físicas do item. Uma convenção contábil por meio da qual a mão de obra e outras despesas são adicionadas.

Variabilidade: conceito geral para a variação de valores numa distribuição.

Variância: medida de dispersão baseada na média quadrática dos desvios em relação à media aritmética, ou seja, o quadrado do desvio padrão.

Variável: quantidade que pode assumir um conjunto especificado de valores numa escala contínua.

Verificação: confirmações por exame e provisão de evidências que objetivam o cumprimento dos requisitos especificados.

Voz do Cliente: expectativas e exigências do cliente (ou mercado) com respeito a um produto ou serviço. A atenção constante à voz do cliente é um dos elementos fundamentais da qualidade total.

W

Workshop: reunião ou seminário em que um indivíduo ou organização apresenta e debate os resultados obtidos com uma determinada técnica ou processo, atuando como multiplicador de conhecimento.

World Class Quality System **(Sistema de Qualidade de Classe Mundial):** sistema da qualidade que considera melhorias contínuas em todas as fases para aumentar a satisfação do cliente, bem como a eficácia e eficiência dos processos organizacionais, e constitui um modelo para outras entidades.

Z

Zero Defeito: atitude de prevenção de defeitos por meio da compreensão e correspondência às exigências de um trabalho ou tarefa o tempo todo.

Padrão de desempenho proposto por Philip Crosby: seu lema é " fazer certo desde a primeira vez"; sua meta é buscar a excelência pela prevenção de defeitos.

REFERÊNCIAS BIBLIOGRÁFICAS

ASSOCIAÇÃO BRASILEIRA DA INDÚSTRIA DE HIGIENE PESSOAL, PERFUMARIA E COSMÉTICOS. São Paulo. Disponível em: <www.abihpec.org.br>. Acesso em: 16 abr. 2012

ASSOCIAÇÃO BRASILEIRA DE NORMAS TÉCNICAS. *NBR ISO 9001*: Sistema de gestão da qualidade: requisitos. Rio de janeiro: ABNT, 2008.

_____. *NBR ISO 9000*: Sistema de gestão da qualidade: fundamentos e vocabulários. Rio de janeiro: ABNT, 2005.

_____. *NBR ISO 9004*: Sistema de gestão da qualidade: diretrizes para melhoria e desempenho. Rio de janeiro: ABNT, 2000.

AVALIAÇÃO da conformidade garante a melhoria contínua da qualidade. *Banas Qualidade*, São Paulo, maio 2007.

BARATA, Eduardo. A. F. *A cosmetologia: princípios básicos*. 1ª edição. São Paulo: Tecnopress, 2003.

BRASIL. Agência Nacional de Vigilância Sanitária. Resolução N.º 481, de 23 de setembro de 1999. Estabelece os parâmetros de controle microbiológico para os produtos de higiene pessoal, cosméticos e perfumes.

CANTO, Alfredo Portella. Valitech Ltda. *Programa de formação em qualidade*. maio 1997.

CARTURAN, Gustavo; HANSEN, João A. *Guia ABC*: controle microbiológico na indústria de produtos de higiene pessoal, cosméticos e perfumes; parâmetros, metodologia analítica e orientação. São Paulo: Associação Brasileira de Cosmetologia, 1998.

COUTO, Boanerges; MARASH, Robert. Os fatores críticos de sucesso para a gestão da qualidade. *Banas Qualidade*, São Paulo. p. 40-42, 2005.

COSMETICS & TOILETRIES: maquiagem facial. *Revista de Cosméticos e Tecnologia*. São Paulo, v. 19, p. 46-49, mar./abr. 2007.

EGUCHI, Silvia Yuko. Controle microbiológico em cosméticos. *Racine*, São Paulo, v. 11, n. 64, p.14-20, 2001.

_____. Ativos antimicrobianos. *Revista SBCC* (Sociedade Brasileira de Controle de Contaminação), jan./fev./mar. 2006.

EVANS, John M. Procurar por problemas. *Banas Qualidade*, São Paulo, fev. 2007.

FUNDAÇÃO OSVALDO CRUZ. Instituto de Qualidade de Medicamentos. *Boas Práticas na Fabricação e Controle de Medicamentos*, 1997.

FRANCO, Roni de Oliveira. Como calcular os custos da qualidade. *Banas Qualidade*, São Paulo, n. 190, dez. 2008.

GERENCIANDO a satisfação dos clientes. *Banas Qualidade*, São Paulo, n. 182, jul. 2007

GONÇALVES, Sebastião D. Água para cosméticos. *Cosmetic & Toiletries*, São Paulo, jan./fev. 2007.

GOUVEIA, Manuel Carames. Evolução na formulação de batons. *Cosmetic & Toiletries*, São Paulo, v. 19, n. 2, p. 54-55, 19 mar./abr. 2007.

HERRERA, Jorge Gomez. *Curso de aseguramiento de la calidad*.

JOAQUIM, A. P. Indústrias garantem qualidade produzindo segundo as Boas Práticas de Fabricação. *Controle de Contaminação*, São Paulo ano 5, abr. 2001.

KUNZLER, Maria Regina; GIRARDI, Mauro Disner. Aprendendo a usar metodologia de análise e solução de problemas (MASP). *Banas Qualidade*, São Paulo, jun. 2007.

MARIANO, E. T. *Manual de Cosmetovigilância*. Conselho Regional de Química - IV região - Comissão Técnica de Cosméticos. São Paulo, jun. 2008.

ORTH, D. C.; MILSTEIN, S. R. Desenvolvimento de sistemas preservantes para cosméticos. *Cosmetic & Toiletries* (edição em português). São Paulo, v. 2, n. 4, p. 19-25, 1990.

ORTH, Donald S. *Handbook of cosmetic microbiology*. New York: Dekker, 1993. v. 12.

PEZEIRO, Alberto. PDCA X Six Sigma – DMAIC: substitutos ou complementares. *Banas Qualidade*, São Paulo, n. 228, maio 2011.

PINTO, T. J. A; KANECO, Telma M.; OHARA, Mitsukoti. *Controle biológico de qualidade de produtos farmacêuticos, correlatos e cosméticos*. São Paulo: Atheneu, 2000.

QUALIDADE um processo lento e contínuo de transformações empresariais. *Banas Qualidade*, São Paulo, p. 46, set. 2007.

QUEIROZ, Maricy de Andrade. Sistemas integrados de gestão. *Banas Qualidade*, São Paulo, n. 183, p. 36-44, ago. 2007.

REBELLO, T. Boas Práticas de Fabricação (GMP). *Cosmetic & Toiletries* (edição em Português), São Paulo, v. 2, n. 4, p-52-54, 1990.

SIQUEIRA, V. L. Cuidados microbiológicos em cosméticos e produtos de higiene pessoal. *Informativo CRQ- IV*, jul./ag. 2005.

TAKAO, Eduardo. Alterações da 4ª edição da Failure Mode and Effect analysis (FMEA). *Banas Qualidade*, São Paulo, n. 195, ago. 2009.

TRISTÃO, R. G. C. Ações corretivas e preventivas eficazes. *Banas Qualidade*, São Paulo, p. 16-19, mar. 2007.

WASHE, Tereza. Melhorando a experiência de auditorias internas. *Banas Qualidade*, São Paulo, n. 190, mar. 2008.

ZACHARIAS, Oceano. Gerenciamento de fábrica. *Banas Qualidade*, São Paulo, n. 192, maio 2008.

_____. As diretrizes para o tratamento das reclamações dos clientes. *Banas Qualidade*, São Paulo, fev. 2009.

CARBON FREE

A Cengage Learning Edições aderiu ao Programa Carbon Free, que, pela utilização de metodologias aprovadas pela ONU e ferramentas de Análise de Ciclo de Vida, calculou as emissões de gases de efeito estufa referentes à produção desta obra (expressas em CO_2 equivalente). Com base no resultado, será realizado um plantio de árvores, que visa compensar essas emissões e minimizar o impacto ambiental da atuação da empresa no meio ambiente.